CONSULTATION
SUR
UNE NAISSANCE TARDIVE,

POUR SERVIR DE REPONSE

1.° *A deux Ecrits de M. le Bas, Chirurgien de Paris ; l'un intitulé :* Question importante, *l'autre :* Nouvelles Observations ; 2.° *A une Consultation de M. Bertin ; 3.° A une autre de M. Petit, tous deux de l'Académie Royale des Sciences, & Docteurs-Régents de la Faculté de Médecine de Paris.*

par Mr Bouvart.

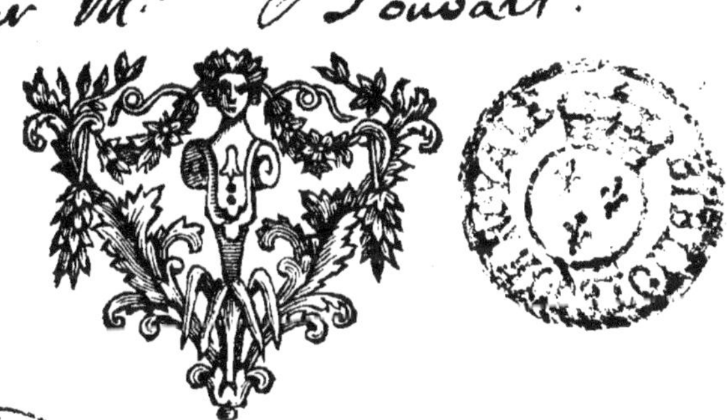

A PARIS,

De l'Imprimerie de JEAN-THOMAS HERISSANT, Imprimeur du Roi.

M. DCC. LXV.

Avec Permission.

AVERTISSEMENT.

On ſera peut-être ſurpris de ce que, la défenſe de notre cauſe étant en partie fondée ſur des paſſages d'Auteurs qui ont écrit en langues étrangères, nous ayons mieux aimé les rendre en françois que de rapporter les textes tels qu'ils ſont. Il ne nous eût pas été néceſſaire de prendre ce parti, ſi nous n'avions eu à nous faire entendre que de l'Auguſte Tribunal qui doit prononcer. Mais la queſtion eſt de nature à intéreſſer très-ſérieuſement tout l'ordre public. D'ailleurs, nous avons eu à repouſſer des reproches auſſi vifs qu'injuſtes, qui nous ont été faits perſonnellement, & que nous pouvions d'autant moins mépriſer, que l'intérêt de nos parties s'y trouvoit compromis. Cette double raiſon nous a donc obligés de nous rendre auſſi intelligibles à une grande partie du public, qui, pour n'entendre ni le Grec, ni le Latin, n'en eſt pas moins capable de prendre connoiſſance, & de juger ſainement d'une queſtion intéreſſante & curieuſe, que d'un point de procédé entre les défenſeurs d'une cauſe. Nos Conſultans adverſes ont eu leurs raiſons pour être fort ſobres & fort obſcurs ſur le fait des citations. On verra que nous avons eu les nôtres pour tenir une conduite toute oppoſée. Au reſte, nous proteſtons que nous avons rendu fidèlement le sens de tous les textes que nous avons été obligés de traduire, & suivi, autant qu'il nous a été possible, l'expression littérale des originaux. Nous n'avons conservé leurs textes dans les langues où ils ont écrit, que dans un très-petit nombre d'occasions, où l'on verra qu'il étoit indispensable de le faire.

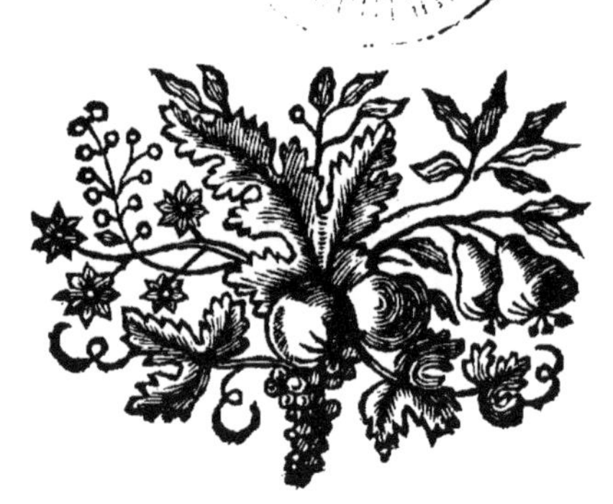

CONSULTATION
SUR
UNE NAISSANCE
TARDIVE.

LA QUESTION consiste à savoir si, Charles étant mort, âgé de soixante-seize ans, d'une maladie aiguë, soutenüe avec la plus grande violence pendant quarante jours, & Renée sa femme étant accouchée dix mois & vingt jours après la mort de Charles, l'enfant qu'elle a mis au monde doit être réputé légitime ?

Dans une Consultation que nous avons déja donnée sur cette question, nous nous sommes crus bien fondés à en soutenir la négative. Les héritiers de Charles nous demandent aujourd'hui si les différens écrits des Consultans adverses n'ont apporté aucune différence à notre manière de penser, & nous requièrent, au cas que nous y persistions, d'exposer les raisons propres à combattre les moyens qu'ils opposent.

Sur le premier point de cette réquisition, notre réponse est, que les écrits des Consultans adverses, loin d'ébranler les principes que nous avons établis ; ne font que les affermir davantage, & nous confirmer dans notre premier sentiment.

A l'égard du second objet, il peut être facilement rempli,

1°. En manifestant l'insuffisance de tous les raisonnemens par lesquels on prétend établir d'une manière illimitée, non pas seulement la possibilité, mais encore la réalité des accouchemens tardifs ;

2°. En découvrant l'origine vicieuse de cette opinion erronée ;

3°. En examinant, dans le plus grand détail, toutes les autorités & les prétendus faits qu'on nous oppose, & en les réduisant à leur juste valeur ;

4°. En faisant voir que la majeure & la plus saine partie des Auteurs est formellement opposée à la possibilité des longues grossesses ;

5°. En développant davantage les grands principes que nous n'avons exposés que sommairement dans notre premiere Consultation ;

6°. Enfin en démontrant, par surabondance de moyens, l'impossibilité absolüe où la maladie avoit mis Charles de se procurer de la postérité.

M. Bertin s'efforce de prouver les grossesses prolongées, en disant que s'il y a des parts de sept mois (ce dont on ne peut douter, à ce qu'il prétend), c'est parceque, dans ce cas, le fœtus est plus capable de se développer en peu de tems, que la mère est en état de lui fournir une plus grande quantité de sucs nourriciers, & qu'enfin un plus grand degré de force & de vîtesse dans le mouvement des artères & du cœur de ce fœtus le rend plus capable d'employer utilement les sucs destinés à sa croissance. Or il y a des mères & des fœtus qui n'ont pas ces dispositions à un assez haut degré ; & c'est de-là qu'il arrive que les grossesses sont quelquefois prolongées, & les accouchemens retardés juſqu'au onzième mois, & même beaucoup plus tard.

Voilà le précis exact des raiſons phyſiques qui prouvent, ſelon M. Bertin, les naiſſances précoces ou tardives. Mais, perſonne ne pouvant conteſter que les mêmes cauſes prétendües d'avancement ou de retardement ont également lieu dans les différentes claſſes d'animaux, nous demandons pourquoi ce développement, qu'on ſuppoſe tantôt prématuré & tantôt tardif, ne ſe remarque pas dans cet ordre d'êtres organiſés & vivants, puiſqu'il eſt de fait que les femelles des animaux mettent bas invariablement aux mêmes termes, & que ſi, pour la durée de la geſtation, on y remarque quelques différences, elles ſont ſi légeres qu'elles ne valent pas la peine qu'on en tienne compte.

M. le Bas, pour prouver la même choſe que M. Bertin, emploie les dix-huit premières pages de ſa *Queſtion importante* à rapporter des exemples de fœtus, ſoit humains, ſoit animaux, qui ſont venus au monde avec une configuration monſtrüeuſe; pour en conclurre que, ſi la nature fait des écarts de ce côté, elle en peut faire auſſi ſur la durée de la geſtation, parité qu'adopte M. Petit, *page* 18 de ſa Conſultation, & qu'il eſſaie de juſtifier par des raiſons de détail que nous pouvons nous diſpenſer de combattre, puiſqu'une ſeule réflexion, qui détruit la parité, fait tomber auſſi les raiſons qui lui ſervent d'appui. En effet, quelle relation peut-il y avoir entre des configurations monſtrüeuſes & la durée de la geſtation? Qu'un fœtus ſoit bien ou mal conformé, il eſt certain qu'il n'en vient à ſon point de perfection ni plutôt, ni plus tard, & que le terme de l'accouchement eſt toujours le même, à moins que la conformation vicieuſe, ou le trop grand volume, ne ſoient de nature à mettre un obſtacle à ſa ſortie; d'où il arrive plutôt alors un empêchement invincible à l'accouchement, qu'une prolongation de grossesse, ce qui est très-différent. On ne voit pas non plus qu'un fruit double, ou triple, ou mal configuré, de manière quelconque, mûrisse plutôt ou plus tard que celui qui aura une conformation régulière.

M. le Bas n'a pas tardé à comprendre l'inutilité dont est l'exemple des monstres à prouver les longues grossesses. Dans ses *nouvelles Observations* il substitue un autre moyen à celui-là. Il emploie les soixante premières pages de ce second Ecrit à exposer les différens systèmes de la génération, dont il cherche à développer l'impénétrable mystère & le méchanisme, depuis l'instant de la conception, jusqu'à celui de l'accouchement. Mais cette théorie, qui n'est qu'un jeu de l'imagination, ne prouve pas plus que l'histoire des monstres.

M. Petit prétend aussi arriver au même but, c'est-à-dire prouver les accouchemens précoces & tardifs, en développant la manière dont le fœtus a plus ou moins de facilité à s'accroître. Il fait dépendre l'accouchement précoce, ou tardif, du plus ou moins d'extensibilité & d'irritabilité de la matrice. Ainsi une femme, dont la matrice ne s'étend pas facilement à proportion que le fœtus prend du volume, & se trouve fort susceptible de l'irritation que doit causer la distension de ses fibres, sera sujette à porter ses enfans moins de tems que le terme ordinaire. Celle au contraire qui aura une matrice fort extensible & peu susceptible d'irritation, les conservera plusieurs semaines, plusieurs mois, & davantage encore par delà le terme commun.

Cette spéculation est sans doute fort ingénieuse, & prouveroit peut-être quelque chose, si ce n'est qu'elle est absolument incompatible avec le fait suivant.

Les

Les femmes dont la matrice eſt peu extenſible & fort irritable, ſont ſujettes, étant groſſes, à y avoir des tiraillemens, & expoſées à des convulſions affreuſes par tout le corps. Cet accident augmente avec la groſſeſſe, & ne ceſſe qu'après l'accouchement, qui, dans ces ſortes de cas, ne devance point le tems ordinaire. Les Médecins, à qui ces évènemens ſe ſont préſentés pluſieurs fois, ne s'en éffrayent pas. Nous connoiſſons un aſſez bon nombre de pareils exemples, où nous avons toujours vu l'accouchement n'arriver qu'au terme de neuf mois.

Nous croyons, juſqu'à préſent, avoir ſuffiſamment combattu ce qu'ont de plus ſpécieux les raiſonnemens de nos Adverſaires; & notre deſſein n'eſt pas de les ſuivre juſque dans les plus petits détails. Nous nous contenterons d'ajouter, relativement à toutes les théories dont nous venons de rendre compte, que ſur un fait qui eſt en queſtion (c'eſt-à-dire ſur la prolongation des groſſeſſes) vouloir commencer par donner l'explication de la manière dont il s'opère, c'eſt préciſément renouveller l'hiſtoire de la dent d'or.

La mère d'un enfant, à Vilne en Lithuanie, découvrit qu'il lui étoit venu une dent d'or. Ce fait, qu'elle conta à ſes voiſines, répandu dans la Ville, arriva bientôt aux oreilles de l'Evêque, qui envoya ſur le champ des Médecins, des Chirurgiens & des Orfévres pour examiner la merveille. Les Experts convinrent que la dent étoit d'or. Le Père Tilkowski, Jéſuite, crut le fait comme les autres. Auſſi-tôt Naturaliſtes & Phyſiciens de s'empreſſer à établir, à qui mieux mieux, dans de ſçavantes diſſertations, les raiſons d'un phénomène ſi étrange. Mais l'enfant étant tombé malade, le Jéſuite le viſita, & découvrit qu'une feuille d'or, qui avoit été adroitement appliquée ſur la dent, s'étoit enfin uſée, & qu'elle en laissoit voir l'émail fort à l'aise. Les Experts reconnurent que la dent d'or étoit une dent d'os comme les autres. *Journ. des Sçav. Nov.* 1681.

Dans l'examen que nous avons à faire, nous ne pouvons guère tenir d'autre ordre que celui que nos Adversaires ont suivi ; &, pour ne pas nous en écarter, il faut voir maintenant si les autorités, ou, pour mieux dire, les noms d'Auteurs qu'on nous oppose sont suffisans pour établir la preuve des grossesses prolongées. Mais, comme le sentiment contraire a aussi ses partisans, on jugera mieux de quel côté doit pencher la balance, lorsqu'on connoîtra les sources d'où découle l'une & l'autre opinion.

De tous les Auteurs de Médecine, dont les ouvrages ont passé jusqu'à nous, Hippocrate est le plus ancien. Il remonte jusqu'à 460 ans avant l'Ere chretienne. Il est le premier Médecin qui ait observé & fixé le terme de la grossesse. Nous n'avons pas besoin de répèter ici ce que nous avons dit de lui dans notre première Consultation. La plus solide preuve que l'on puisse donner de son mérite, c'est la haute estime qu'il a conservée dans l'esprit des Médecins qui l'ont suivi, & que plus de vingt siècles n'ont pu interrompre, ni altèrer.

M. Bertin prétend qu'Hippocrate est de son côté, M. le Bas, qu'il a une manière fort obscure de compter les mois, & M. Petit, que c'est un fort mince avantage que de l'avoir pour soi ; ce qui ne prouve autre chose, selon nous, sinon que, sur cet objet, on peut se tromper de trois manières, dont chacun de ces Messieurs a la sienne. Nous soutenons, au contraire, qu'Hippocrate est directement opposé à M. Bertin, qu'il s'est fait entendre, on ne peut plus clairement, sur l'objet en question, & que c'est un très-grand avantage que d'avoir pour soi le Prince de la Médecine. La preuve de ces trois vérités consiste uniquement à faire ce que nos Adverſaires ont preſque toujours eu l'attention de négliger (*a*), c'eſt-à-dire, à mettre fidèlement les textes ſous les yeux du lecteur. Nous avons obſervé, dans notre première Conſultation, qu'Hippocrate a mis une diſtinction entre le part de dix & celui de onze mois, & qu'elle roule, non ſur la durée d'une groſſeſſe, mais ſur le nombre des mois, ſoit entiers, ſoit rompus, où elle peut s'étendre. Si une groſſeſſe, par exemple, commence dans les dix derniers jours d'un mois, il compte cette fraction pour un mois, à quoi ajoutant les neuf mois pleins qui ſuivent, c'eſt ce qu'il appelle une groſſeſſe de dix mois. Mais, ſi elle commence par les cinq derniers jours du premier mois, & qu'elle finiſſe par les cinq premiers du dernier, alors, en comptant les neuf mois pleins, compris entre ces deux petites fractions, cela ſera, ſuivant Hippocrate, une groſſeſſe de onze mois. Il réſulte de-là que le part de onze mois ne comprend pas plus de tems que celui de dix, & que l'un & l'autre ont également quarante ſemaines, deux cens quatre-vingts jours, ou, ce qui eſt la même choſe, neuf mois & dix jours. C'eſt ce qu'il s'agit de dé-

(*a*) M. Bertin a fort peu rapporté de paſſages; M. Petit, preſque point; M. le Bas eſt celui qui en cite le plus; mais les recherches ne lui ont pas coûté. Il cite (pag. 47, 48 & 100 de ſa queſt. import.) cinq paſſages Grecs, tant d'Hippocrate que d'Ariſtote; mais il les a ramaſſés dans la Diſſertation de M. Wagner, *ſur un part de 13 mois*. Si M. le Bas étoit curieux de ſçavoir d'où nous vient cette certitude, nous lui répondrions que nous l'avons auſſi pleine & entière que ſi nous l'avions vu compoſer ſon ouvrage, & qu'à moins d'un miracle, la choſe ne peut être autrement: en voici la raiſon. Les caractères Grecs, dans la Diſſertation de M. Wagner ſont ſéparés & ne portent point de liaiſons; les accens y ſont négligés au point que, dans un des paſſages, ſur 39 mots, il n'y en a pas un ſeul qui porte un accent. On en trouve deux ſeulement qui ſont marqués d'un eſprit rude placé à propos, & un troiſième où cet eſprit eſt hors de place, & ainſi des autres paſſages. Or, c'eſt exactement la même choſe dans la queſt. imp. de M. le Bas. Deux feuilles d'impreſſion tirées ſur la même forme ne ſont pas plus ſemblables, que le ſont les paſſages Grecs dans M. le Bas & dans M. Wagner.

Un petit bout d'oreille échappé par malheur .....

montrer par le texte même de l'Auteur. Dans son Livre, *de septimestri partu*, il dit :

Les enfans qui naissent dans l'espace de quarante semaines s'appellent parts de dix mois, & au Livre *de octimestri partu :*

Le part de dix mois, & celui de onze mois naissent dans le cours de quarante semaines. Au même endroit, vers la fin, il ajoute :

De tout ce que je viens de dire, il s'ensuit que plusieurs femmes conçoivent aux environs de la pleine lune, & même par-delà ; ensorte que souvent deux cens quatre-vingts jours (qui font quarante semaines) semblent s'étendre jusqu'au onzième mois : car, quand une femme a conçu par-delà la pleine lune, tout cet espace de tems doit nécessairement gagner le onzième mois, pour que la grossesse ait le plus long terme qu'elle puisse avoir. Au Livre *de naturâ pueri :*

L'enfant, cherchant une nourriture plus abondante que celle qu'il a, rompt à coups de pied ses envèloppes, &, délivré de cette chaîne, se montre au jour ; ce qui, pour le plus long terme, arrive dans l'espace de dix mois. Plus bas Hippocrate ajoute :

Au reste, les femmes qui croient avoir porté plus de dix mois (car je les ai souvent entendu le dire), se sont trompées de la manière que je vais expliquer. Lorsque leur matrice s'est engorgée de flatüosités, leur ventre (ce qui arrive souvent) se gonfle & prend du volume : alors elles croient être grosses.

De tous ces passages rassemblés, il y a deux conséquences à tirer ; l'une, que, selon Hippocrate, le part de dix mois & celui de onze mois n'ont que le même nombre de jours & de semaines, & l'autre, qu'il n'y a pas de grossesse dont la durée excède dix mois ; encore faut-il entendre que ces dix mois ne valent que neuf mois complets, & dix jours de plus.

S'il pouvoit rester quelque difficulté, voici encore

un passage d'Hippocrate, dans son livre *de Carnibus*, & que Galien, dans son Commentaire sur le second livre des Epidémies, rapporte tout entier :

L'enfant vient au monde dans le terme de neuf mois dix jours, & il est viable. Ce terme renferme, sans reste, un nombre de semaines. Les quarante semaines qu'il contient font deux cens quatre-vingts jours.

De tous ceux qui ont expliqué les passages que nous venons de citer, il n'y en a aucun qui l'ait fait aussi clairement que Tardin, Médecin de Tournon. Il porte la démonstration jusqu'à l'évidence, dans une dissertation qui roule sur une question, on ne peut pas plus semblable à la nôtre, & qui est intitulée: *De eâ quæ undecimo mense peperit. Turnoni* 1640 (*a*).

Aristote, qui naquit soixante-seize ans après Hippocrate, paroît avoir donné, au terme fixé par celui-ci, un peu plus d'étendüe, mais non pas, à beaucoup près, autant que l'ont cru beaucoup de partisans des accouchemens tardifs, qui ne manquent pas de se prévaloir d'un passage de lui, d'où ils inferent que ce Philosophe a pensé que quelques grossesses duroient onze mois entiers; & c'est une interprétation dont Messieurs Bertin, le Bas & Petit n'ont pas manqué de profiter, pour ranger Aristote de leur côté, quoique, sans contredit, il soit du nôtre. Le lecteur en jugera par le passage même dont voici la traduction exacte, & que l'on trouve *Hist. animal. lib.* 7, *cap.* 4.

Pendant que les autres animaux ont une maniere

(*a*) Cet ouvrage est devenu fort rare : il n'est pas fort étendu ; l'espéce qui y est traitée est la même que la nôtre dans toutes ses circonstances, excepté qu'elles ne sont pas encore si défavorables que dans la cause de Renée. Toutes ces raisons nous ont déterminés à en donner une nouvelle édition, que nous plaçons à la fin de cette Consultation. Si l'on prend la peine de le lire, on demeurera convaincu qu'Hippocrate n'a jamais étendu le terme de la grossesse jusqu'à onze mois, ni même jusqu'à dix, à beaucoup près.

particulière & simple de faire leurs petits (& ils n'ont qu'un seul terme pour cela), l'espéce humaine en a plusieurs ; car l'accouchement se fait au septième, au huitième, au neuvième mois, &, pour le plus long terme, au dixième. Malgré cela quelques femmes atteignent jusqu'au onzième mois.

Il est incroyable jusqu'à quel point on a abusé de ce passage. Tous les Auteurs, qui ont voulu en tirer avantage, ont fait dire à Aristote que la grossesse n'avoit point de terme limité ; ce qu'il s'en faut bien qu'il ait dit, puisqu'il le détermine, comme on voit, d'une manière assez précise. Il n'a regardé le terme comme variable & incertain, que dans l'espace compris entre le septième mois & la fin du dixième, ou le commencement du onzième.

Outre cela on lui fait étendre la grossesse jusqu'à onze mois révolus, ce qu'il n'a jamais entendu faire. Il ne faut, pour s'en convaincre, qu'analyser les expressions dont il se sert: ἔνιαι δ' ἐπιλαμβάνουσι καὶ τοῦ ἑνδεκάτου μηνὸς ; ce qui, à la lettre, ne veut pas dire autre chose, sinon, *quelques femmes prennent jusque sur le onzième mois.* Il faut observer que, par la construction Grecque, ἑνδεκάτου μηνὸς n'est point le régime du verbe λαμβάνω, mais de la préposition ἐπὶ. Ainsi c'est précisément dire, *anticipent de quelque chose sur le onzième mois.* Reste à savoir si Aristote a entendu compter, de même qu'Hippocrate, des fractions de mois pour des mois complets. Dans ce cas, il se trouveroit parfaitement d'accord avec lui. Quand, au reste, il ne l'auroit pas fait, au moins est-il très-certain qu'il borne, au commencement du onzième mois, la plus longue étendüe que puisse avoir la grossesse ; & par conséquent il n'est pas moins pour nous, que contre nos Adversaires.

Quant à Galien (que M. Bertin range aussi de son côté, de même que les deux précédens), né l'an 131 de Jesus-Christ, il poussa sa carrière jusqu'au commencement du deuxième siècle. On ne sçauroit douter qu'il n'ait exactement pensé comme Hippocrate. Dans son livre *de fœtuum formatione*, il se plaint d'un Médecin qu'il ne nomme pas, qui s'ingère de raisonner sur la matière en question, *sans avoir étudié Hippocrate, & sans l'avoir compris*; & dit, parlant du fœtus: *en effet, ni pour la formation, ni pour le mouvement, ni pour la naissance, il n'y a pas de terme précis; mais en tout la chose se passe ainsi qu'Hippocrate & d'autres Auteurs très-graves l'ont écrit après lui.* Sur cela il nous reste deux choses à faire observer; l'une, que quand Galien dit qu'il n'y a pas de terme précis pour la naissance, il l'entend dans le même sens qu'Aristote, puisque, sur la durée de la grossesse, il adopte le sentiment d'Hippocrate; & l'autre, que Galien ne pouvoit pas ignorer ce qu'a écrit Hippocrate, puisqu'il a commenté ses ouvrages.

Depuis Hippocrate (si l'on excepte Aristote & Galien) jusqu'à Avicenne, ce qui comprend un espace de plus de quinze siècles, nous n'avons aucun Auteur de Médecine qui ait écrit sur la durée de la grossesse. Mais on sçait que, l'an de Rome 303, le terme de la gestation avoit été fixé, à dix mois, par le droit des douze Tables que composèrent les Décemvirs. Justinien trouva cette disposition si sage, qu'il la conserva dans le Digeste; & la Novelle 39, qui condamne une veuve remariée à perdre ses avantages matrimoniaux, pour être accouchée dans le cours du onzième mois de la mort de son premier mari, est une confirmation de la loi du Digeste, *post decem menses mortis, natus non admittetur ad legitimam hæreditatem.*

Notre jurisprudence a toujours constamment suivi cette règle à laquelle on ne connoît qu'une seule exception, qui est l'Arrêt du Parlement de Paris, rendu le 6 Septembre 1653, en faveur de Renée de Villeneuve, venüe au monde onze mois presque révolus après la mort du mari de sa mère. Nous aurons occasion de reparler de cet Arrêt qui fut rendu sur des considérations particulières, & sur l'exposé d'autorités, dont les unes ne seroient aujourd'hui d'aucun poids, & les autres consistent dans des opinions faussement attribüées aux Auteurs qui furent cités. A cet Arrêt près, la Jurisprudence a toujours été invariable, & s'est règlée sur les Loix Romaines. Nous ne parlons au reste de toutes ces Loix, que pour montrer qu'elles remplissent le vuide immense qui se trouve, sur l'objet des grossesses, depuis Galien, jusqu'à Avicenne.

D'où prend donc son origine l'opinion des grossesses prolongées ? Elle vient d'abord de Pline, puis d'Aulugelle, ensuite d'Avicenne, de Cardan, & enfin de Schenkius qui subsidiairement a beaucoup contribüé à perpétüer jusqu'à nous le parti de cette fausse doctrine. On ne peut sçavoir à quoi s'en tenir sur ces principaux Auteurs, sans examiner & ce qu'ils ont dit, & ce qu'ils ont été.

Pline, qui est du premier siècle, & qui a vécu sous les Empereurs Vespasien & Tite, dit, *lib.* 7. *cap.* 5. que les hommes naissent au septième, au huitième, jusqu'au commencement du dixième & du onzième mois; que Vestilia accoucha de Suilius Rufus au onzième mois, & que, selon Massurius, le Préteur Papyrius reconnut pour héritier légitime un part de treize mois, *parcequ'*ajoute Pline, *il ne paroissoit pas que la grossesse eût un tems limité.* Suivant toute apparence, cette fausse allégation avoit été tirée d'Aristote dont on avoit mal pris le sens. Nous avons fait observer plus haut que cet Auteur ne regarde le tems de l'enfantement comme illimité, que depuis le septième jusqu'au onzième commençant. D'ailleurs Pline

ne

ne rapporte le jugement de Papyrius que sur la relation de Massurius ; &, sans Pline, nous n'aurions point entendu parler de ce jugement qui n'exista peut-être jamais ; & qui, quand il existeroit, ne mériteroit d'être regardé que comme un décret particulier qui n'auroit pu tenir lieu de loi générale. Ceux qui ont cité Pline à ce sujet, n'ont jamais fait attention à ce qu'il étoit. S'il a passé pour l'un des plus sçavans hommes de son tems, on ne lui fera aucune injustice en le regardant, surtout en ce qui concerne la Physique, comme le père de l'erreur & du mensonge. Ce même Pline, dont on s'autorise, dit très-sérieusement, *Lib. 2. cap.* 56, que l'on *a vu des pluies de lait, de sang, de chair, de fer, de laine & de briques cuites.* Lib. 7. cap. 4. *Le changement des femelles en mâles n'est point une chose fabuleuse. Nous trouvons dans les annales, sous le Consulat de Licinius Crassus & de Q. Cassius Longinus, qu'une fille de Cassinus, à la vüe de ses parens, devint garçon. J'ai vu moi même, en Afrique, Cossicius, citoyen de Thysdrus, qui avoit été changé en mâle le jour de ses nôces.* Lib. 10. cap. 66. *J'ai appris, de plusieurs personnes, qu'il naissoit un serpent de la moëlle de l'épine d'un homme.* Ibid. cap. 67. *La Salamandre est si froide que, sans se bruler, elle éteint le feu, de même que fait la glace.* Ibid. cap. 69. *Les Taupes ont l'ouïe plus fine lorsqu'elles sont sous terre, quelque dense & sourd que soit cet élément ; on dit qu'elles entendent ce que vous dites d'elles, & s'enfuient.* Lib. 2. cap. 103. *Il croît, dans la Mer rouge, des oliviers & des arbrisseaux verds.*

Qu'il nous soit maintenant permis de demander pourquoi, sur le simple témoignage de Pline, on croiroit plutôt au prodige d'une grossesse de treize mois, qu'à tous les récits absurdes & fabuleux dont ses ouvrages sont remplis, & dont nous ne présentons qu'un fort petit nombre d'exemples ?

Aulugelle qui, vers l'an 130 de Jesus-Christ, vivoit à Athènes, est, après Pline, le plus cité par les protecteurs des longues grossesses. Au livre troisième de ses nuits Attiques, chap. 16, il nomme Varron, comme assurant que *l'homme peut naître dans le onzième mois*, & cela sur le témoignage d'Aristote; mais on a vu que celui-ci n'a parlé que du onzième mois commençant: il s'ensuit que Varron n'a rien dit qui puisse faire tort à notre cause, où il s'agit du vingtième jour du onzième mois. Aulugelle ajoute de plus, qu'il est avoüé par Varron *que les anciens Romains n'ont point admis ces raretés monstrüeuses:* qualifications qui prouvent d'une manière indubitable que Varron n'étoit pas partisan des grossesses prolongées. Varron dit encore qu'ils avoient fixé le terme de l'enfantement *au neuvième ou au dixième mois, & que, passé cela, ils ne reconnoissoient plus de parts légitimes.* Ensuite Aulugelle dit avoir lu le récit d'une chose qui s'étoit passée à Rome, sçavoir, *qu'une femme de bonnes mœurs, & d'une conduite non suspecte, étoit accouchée dans le onzième mois de la mort de son mari, & qu'on lui avoit intenté un procès, comme si l'enfant eût été du fait d'un autre, vu que les Décemvirs avoient borné la durée de la grossesse à dix mois, & ne permettoient pas qu'elle s'étendît jusque dans le onzième, mais que le Divin Adrien, ayant pris connoissance de l'affaire, avoit décidé que l'on pouvoit aussi accoucher dans le onzième mois. Adrien dit, dans ce décret, qu'il juge ainsi, après avoir pris les avis des Philosophes & des Médecins.*

Si l'on fait attention aux termes d'Aulugelle, on se persuadera aisément qu'il n'est question que du commencement du onzième mois, & que la doctrine d'Aristote n'étant point contredite en cela, puisqu'il admet le commencement du onzième mois, les Médecins & les Philosophes qu'Adrien consulta, purent très-légitimement décider conformément au ſentiment d'un homme dont l'autorité étoit alors du plus grand poids, après Hippocrate. Si d'ailleurs il ſe fût agi du milieu, ou de la fin du onzième mois, la choſe méritoit bien la peine qu'Aulugelle s'expliquât d'une manière plus préciſe, ce qu'il n'auroit pas manqué de faire. Enfin, en ſuppoſant même ce qui n'eſt rien moins qu'apparent, qu'il fallût entendre le milieu ou la fin du onzième mois, le décret d'Adrien ne pourroit encore être regardé que comme un jugement de faveur, un jugement arbitraire qui, en cette qualité, ne pouvoit pas porter atteinte à la Loi. Nous pouvons dire auſſi qu'il n'eſt nullement certain que ce décret ait exiſté; & ſans Pline & Aulugelle, nous ne pourrions trouver aucune trace ni de celui de Papyrius, ni de celui d'Adrien.

M. Bertin, qui s'eſt prévalu du dernier, n'y trouvant pas tout l'avantage qu'il deſiroit pour ſa cauſe, a jugé à propos de donner *page 6 de ſa Conſultation*, une traduction du texte d'Aulugelle, où, changeant les ſinguliers en pluriers, il dit, *qu'il étoit ſouvent arrivé que les femmes ayant accouché le onzième mois après la mort de leurs maris* (a), *il s'étoit formé pluſieurs conteſtations à ce ſujet, &c. De cette citation*, pourſuit M. Bertin, *il eſt naturel de conclure que les Philoſophes & les Médecins voyant que le Décret des Décemvirs étoit contraire aux Loix, les firent connoître à Adrien, & qu'après en avoir été inſtruit, il ſe détermina à décider que les enfans, nés après onze mois de groſſeſſe, ſont légitimes, parcequ'il s'agiſſoit préciſément de ce terme de onze mois.* On ne ſçait pas trop ce que veut dire M. Bertin avec ſon *Décret* des Décem-

(a) Aulugelle a regardé, ſans doute, le part de onze mois & le jugement d'Adrien comme choſes inſolites; autrement, il ne lui ſeroit pas venu dans l'eſprit de les tranſmettre à la poſtérité. Mais, ſuivant la verſion de M. Bertin, ne diroit-on pas qu'à Rome les accouchemens à onze mois étoient devenus une affaire de mode?

virs, ni en quoi il *étoit contraire aux Loix*. Mais ce qu'on voit bien clairement, c'est qu'au moyen de la figure que les Rhéteurs appellent une synecdoche, un jugement particulier se travestit, dans les mains de M. Bertin, en une loi générale pour le plus grand Empire du monde. Peut-on s'oublier au point de croire servir sa patrie par la falsification d'un texte aussi connu que celui dont il est question?

Passons maintenant à Avicenne. Ce Médecin Arabe naquit vers la fin du dixième siècle, & mourut en 1036. La Physique qui étoit encore fort loin de naître, ne lui fut pas plus connüe qu'à Pline. Les ouvrages d'Avicenne contiennent, de l'aveu des meilleurs juges, très-peu de bonnes choses noyées dans une mer de verbiages, & l'on n'y trouve rien qui prouve qu'il eût jamais bien observé la nature. Il a mérité, à bien peu de frais, l'honneur d'être regardé comme l'un des anciens protecteurs des accouchemens tardifs. Tout ce qu'on a de lui sur ce sujet, est renfermé dans ce court passage, que l'on trouve dans une édition très rare de quelques-uns de ses traités, laquelle est intitulée: *Avicennæ Peripatetici Philosophi opera. Venet.* 1508. Lib. 9°. de animalibus. Cap. 5°. pag. 44. col. 1ª. in medio, on lit:

Et jam dixit una fidelis, quod una mulier peperit, post 14 *mensem, unum puerum, & inceperunt nasci dentes, & benè vixit.*

Sur quoi il faut d'abord remarquer que tous les Auteurs qui se sont appuyés de ce passage l'ont altèré. Au lieu de *dixit una fidelis*, ils ont ont mis *dixit mihi unus fidelis*: ensorte que, selon cette version, c'est un homme qui parle, & un homme qui parle directement à Avicenne; & dans notre édition, c'est une femme, & encore une femme qui a répandu le fait, sans s'adresser à Avicenne, ce qui ôte à ses paroles le peu de poids qu'elles pourroient avoir.

D'ailleurs, que ſignifie *una fidelis?* M. Bertin n'a pas héſité de traduire *une perſonne digne de foi.* Mais cela ne veut-il pas plutôt dire une Muſulmane ? car Avicenne étoit Mahométan. Quoiqu'il en puiſſe être, c'eſt une femme qui a répandu ce fait, & qui l'a répandu vaguement dans le public apparemment. Cette femme le tenoit aſſurément d'une autre. Quand on ſeroit ſûr que cette dernière étoit celle qui ſe diſoit mère du part de quatorze mois, quel dégré de certitude pourroit avoir un telle hiſtoire qui eſt ſuppoſée avoir paſſé par trois ou quatre bouches avant d'arriver juſqu'à nous? Pour peu qu'on réfléchiſſe, peut-on imaginer qu'un fait des plus incroyables, auſſi légèrement préſenté par un mauvais Auteur, ait été accueilli au point d'être une des principales baſes du ſyſtème des longues groſſeſſes.

Le fameux paſſage de Cardan dont on s'appuye n'a pas plus d'authenticité que celui d'Avicenne. On le trouve, *contradicentium Medicorum lib.* 1°. *pag.* 345. *col* 2. *edit. Lugd.* 1663.

Après avoir cité Pline & Avicenne, Cardan dit: *Mais le Conciliateur rapporte qu'il étoit né à onze mois, & mon père* (Facio Cardan) *ſe vantoit d'être venu à* 13. Ainſi c'eſt Jérôme Cardan qui tenoit le fait de ſon pere Facio, & de qui le tenoit celui-ci ? De ſa propre mère apparemment qui pouvoit très-bien s'être trompée ſur la date de ſa groſſeſſe, ou qui peut être s'étoit trouvée dans la néceſſité d'en impoſer à ſon mari. En ſuppoſant (ce qui eſt aſſez difficile) que Jerôme Cardan n'ait point menti, voilà l'interprétation la plus naturelle que l'on puiſſe donner à ce fabuleux récit. Mais oſeroit-on ajouter foi à un Auteur dont les ouvrages ſont remplis, ſur toutes matières, de beaucoup plus d'abſurdités, que Pline n'en a jamais débité ſur l'Hiſtoire naturelle? A la pag. 888 du traité cité plus haut, *contrad.*. 30, après avoir dit que les plantes *ont une âme, qu'elles ont du ſentiment, qu'elles ſont des animaux:* que, ſuivant Théophraſte, *la vigne a une faculté olfactive, parcequ'elle reçoit l'impreſſion de toutes les odeurs, & qu'elle évite le chou & le laurier, comme ſi elle étoit bleſſée de l'odeur de ces plantes;* il ajoute que *le Médecin conſidérant ce qui concerne ſes devoirs, doit ſçavoir conſerver nos facultés, & connoître par quels moyens on le peut faire;* que, *ſi elles ſont entretenües par un aliment qui ne leur convienne pas, l'homme tombera malade comme un animal*, & que *le Médecin aura raiſon de dire que les plantes ont du ſentiment.*

Pag. 889. *contrad.* 31. Cardan rapporte que, *ſelon Théophraſte, les Souris ſont engendrées par la putréfaction;* que, ſelon Pierre d'Apône, autre protecteur des longues groſſeſſes, *des Serpens naiſſent dans les tombeaux, des cheveux des femmes, & qu'enſuite ces animaux ſe multiplient par la copulation;* puis, à la page ſuivante, il répéte, que les Souris naiſſent du limon, de même que les Vers, & finit par conclure que *la raiſon dicte ces vérités; car il y des animaux ſi imparfaits qu'ils ne peuvent être produits par la ſemence.*

Tom. 3. de rerum varietate pag. 240. cap. 62. col. 3. *J'ai appris qu'un homme ſautoit d'une tour très-élevée de la manière ſuivante. Il entroit debout dans un tonneau ouvert par ſa partie ſupérieure. Il tenoit dans ſa main une pique, il commanda qu'on jettât en bas le tonneau. A l'inſtant où ſa pique entra en terre, il ſauta du tonneau en terre, ſans ſe faire aucun mal.*

Notre Auteur adopte ſi bien ce fait, qu'enſuite il en donne l'explication phyſique à ſa manière.

Ibid. pag. 278. cap. 72. Il rapporte qu'il a *vu dans un champ* 1200 *pierres tombées du ciel, dont une peſoit* 120 *livres, & une autre* 60.

Comment. in lib. Hippocr. de ſeptimeſtri partu. Baſil. 1568. pag. 663. *J'ai appris de perſonnes dignes de foi, que les femmes qui ont entendu, dans leur ventre, les cris de leurs enfants en ſont mortes, ce qui n'eſt pas dénüé de vraiſemblance.*

Cardan ne devoit-il pas ſçavoir que le fœtus nage dans l'eau, qu'il ne reſpire point, & par conſéquent ne peut pouſſer aucuns cris?

On trouve, dans les ouvrages de Cardan, des chapitres entiers ſur la Chiromancie, les Sorciers, la Magie, les Poſſédés, nous entendons les Poſſédés de ſon tems, ſans compter qu'il donnoit à plein dans l'Aſtrologie judiciaire, & qu'il traite toutes ces matières le plus ſérieuſement du monde.

Il eſt du commencement du ſeizième ſiècle. Qui veut en ſçavoir davantage peut lire ſa vie écrite par lui-même, où il n'a point eu de honte de ſe peindre tel qu'il étoit. On croit qu'il n'y avoit jamais eu de mariage entre ſon père & ſa mère: ce que Cardan n'avoüe pas; mais il ne rougit point de dire qu'il devoit ſa naiſſance au peu de ſuccès qu'eut un remède que ſa mère, groſſe de lui, prit dans le deſſein de ſe faire avorter. Sans compter le dérèglement du cœur, eſt ce pouſſer aſſez loin celui de l'eſprit, que de tranſmettre à la poſtérité un fait auſſi affreux, & dont nous n'aurions pas la moindre connoiſſance, s'il n'eût pris le ſoin de nous le faire paſſer? Sa vie eſt une ſuite conſtante d'actions qui caractériſent l'inconſtance même & la légèreté. Errant ſans ceſſe d'un endroit à l'autre, & ne pouvant tenir nulle part, il paſſa toute ſa vie dans une agitation de corps & d'eſprit, qui le firent, à juſte titre, regarder comme un fou. Quelquefois cependant il paroiſſoit abſorbé par la plus profonde rêverie, & le plus souvent il couroit les rûes avec un air égaré. Son plaisir étoit de quereller & d'injurier tout le monde. S'il lui arrivoit d'être sans souffrir, il se mordoit & se tirailloit douloureusement, pour éviter, disoit-il, un plus grand mal. La superstition & la foiblesse d'esprit qui en est la base, ne furent pas ses moindres défauts.

Schenkius n'étoit pas de cette trempe. Mais il paroît, par son recueil d'observations, que c'étoit un homme sans discernement, crédule à l'excès, & sujet, comme tous les esprits bornés, à se laisser frapper par le merveilleux. Aussi la compilation dont nous allons parler, peut-elle passer pour un très-riche recueil de contes de vieilles. C'est dans ce digne magasin qu'ont puisé à pleines mains nos trois Consultans adverses, mais plus particulièrement M. Bertin. D'une vingtaine, ou environ, de faits ou d'autorités qu'il cite, il y en a dix prises de suite aux pages 639 & 640 de Schenkius, sans que pour cela M. Bertin fasse honneur à cet Auteur secourable de ses pénibles recherches.

Pour prouver que Schenkius n'a pas plus de droit à la confiance qu'aucun des Auteurs dont nous venons de parler, nous citerons aussi quelques morceaux de sa compilation. Elle porte pour titte : *Observationes Medicæ Authore Joanne Schenkio. Francof.* 1609.

Pag. 158 *& suivantes*, on trouve plusieurs histoires de femmes obsédées du Démon, guéries, disent les Auteurs de ces observations, par la combinaison des secours de la Médecine, & de ceux de l'Eglise. Pierre d'Apône, sous le nom de *Conciliateur*, qui est le titre de ses ouvrages, y est cité comme l'un des opérateurs de ces belles guérisons.

Page 575, *col.* 1. on voit une histoire de Montuus conçûe en ces termes :

Je connois un Hermaphrodite qu'on croyoit être du sexe féminin, & qu'on avoit marié à un homme, dont il

il eut pluſieurs fils & pluſieurs filles. Cela n'empêchoit pas qu'il n'abuſât des ſervantes, & ne les engroſſât.
Ibid. On trouve un chapitre tout entier de vingt-cinq paſſages de différens Auteurs, qui rapportent que des femmes ont été ſubitement changées en hommes ; mais le changement d'homme en femme eſt plus rare. De celui-là Schenkius n'en cite qu'un exemple qui, par malheur, eſt tiré du Poète Auzone.

Nec ſatis antiquum quòd Campano in Benevento
Unus Epheborum virgo repente fuit.

Qu'on n'imagine pas que Schenkius ait recueilli toutes ces belles métamorphoſes dans la vuë d'amuſer les curieux imbécilles. Il les croyoit ſi bien que, ſur l'explication des cauſes & de la manière dont elles s'opéroient, il renvoie ſérieuſement à Galeottus, à Cardan, à Vierus, à Marcelle Donat & autres.

Par les exemples auſſi nombreux que frappans que nous venons de donner de la crédulité, ſoit réelle, ſoit affectée, de nos doctes extravagans, Pline, Avicenne, Cardan & Schenkius, on meſure aiſément le degré d'eſtime qu'on doit avoir pour leur ſentiment ſur les accouchemens tardifs. Mais l'on eſt en même tems étonné qu'ils aient pu devenir arbitres dans l'une des plus importantes queſtions qui puiſſent intéreſſer l'ordre public. Une choſe qui doit ſurprendre encore bien davantage, c'eſt que, dans le très-grand nombre d'Auteurs éclairés qui rejettent ce ſyſtème, il ne s'en ſoit pas trouvé un ſeul qui ait penſé à démaſquer, comme nous venons de le faire, l'origine de l'erreur, en faiſant connoître les ouvriers par leurs propres œuvres. Un certain nombre de Médecins, éblouis par la célébrité des noms de Pline, d'Aulugelle, d'Avicenne, de Cardan & de Schenkius, ſe ſont ſoumis avec un reſpect ſervile, & ſans examen, à leurs déciſions ; & la plûpart, comme on va le voir, n'héſitent pas à dire : « Nous sentons de la répugnance à croire aux » grossesses prolongées ; mais Pline, Avicenne, Car- » dan, Schenkius en ont fourni des exemples, & nous » y souscrivons ». Cependant, en même tems que ces rampans imitateurs ont perpétüé l'opinion erronée jusqu'à nous, il s'est trouvé un très-grand nombre de Médecins du premier mérite qui ont constamment secoüé le joug de l'erreur, & fait valoir le sentiment du premier maître Hippocrate. Pour que l'on soit en état de juger de quel côté est le bon droit, nous allons faire une espèce de parallele raisonné des opinions de l'un & l'autre parti. Loin d'imiter les Consultans adverses, qui ne nous opposent presque que des noms, nous ne leur présenterons que des textes ; ensorte que, s'ils éprouvent souvent des contradictions désagréables, soit sur ce qu'ils ont cité mal à propos, soit sur ce qu'ils ont négligé de citer quand il falloit le faire, ce ne sera pas à nous qu'ils auront à s'en prendre, mais aux Auteurs même avec lesquels ils se trouveront en contradiction.

Avant de passer outre, nous croyons devoir avertir que M. Louis, consulté séparément de nous par les héritiers de Charles, a pensé qu'il devoit traiter rigoureusement la question, & borner le terme de l'accouchement à neuf mois. Pour nous, nous avons mieux aimé traiter l'espèce telle qu'elle est, pour pouvoir nous appuyer du sentiment des Auteurs les moins rigides, qui donnent de la latitude par-delà les bornes que la nature a établies, & qui, dans la crainte de pécher par trop de sévèrité, ont étendu les limites jusqu'à dix mois, quatre, six, & même dix jours, mais qui, en même tems, par cette indulgence, se sont acquis à juste titre, le droit de proscrire sans pitié tous les accouchemens qui sont supposés excèder ce terme. Dans ces circonstances, MM. le Bas & Petit se sont attachés à combattre le sentiment de M. Louis plus particulièrement que le nôtre; enſorte que, dans le nombre des Auteurs qu'ils oppoſent à M. Louis, il y en a beaucoup qui, admettant des groſſeſſes de dix mois quelques jours, ſe trouvent oppoſés à ſon ſentiment, qui eſt de tenir ſtrictement pour neuf mois. Mais ces mêmes Auteurs, que l'on produit contre M. Louis, ſe trouvent manifeſtement pour nous, puiſque nous accordons juſqu'à dix mois, dix jours. Meſſieurs les Conſultans adverſes ne doivent donc pas trouver mauvais que nous révendiquions tous ces Auteurs, qui, pour être oppoſés à M. Louis, n'en ſont pas moins pour les héritiers de Charles, dont la veuve n'eſt accouchée que dix mois vingt jours après la mort de ce vieillard, & ſe trouve par conſéquent au-delà des bornes preſcrites par les Auteurs les moins ſévères.

Maintenant que nous avons fait connoître les plus anciens Auteurs qui aient opiné tant pour que contre les groſſeſſes prolongées, & que l'on peut regarder comme les chefs des deux partis, il nous reſte à faire voir quels ſont ceux qui, depuis la renaiſſance des Lettres, ont penché de l'un ou de l'autre côté. Nous allons commencer par ceux du parti adverſe, &, ſans plus obſerver d'ordre chronologique, nous les rangerons en différentes claſſes, ſuivant la conformité qui ſe trouve entre eux ſur la manière de penſer ou de préſenter les faits.

Auteurs qui n'ont eu aucune manière de penſer qui leur fût propre, & qui n'ont pris parti pour les groſſeſſes prolongées, que par déférence pour leurs prédéceſſeurs.

Pierre d'Apône. Cardan, *lib.* 1 *tract.* 3, *contrad.* 8, dit de cet Auteur, qu'il *aſſuroit être venu au monde au onzième mois.* Mais d'où Pierre d'Apône tenoit-il ce fait? C'étoit probablement de ſa mère, qui s'étoit trompée dans son calcul. Quoi qu'il en soit, ce fait ressemble parfaitement à celui que cite Avicenne, & à celui que raconte Cardan au sujet de son père; par conséquent il ne mérite pas plus de croyance. Si l'on demande maintenant pourquoi Pierre d'Apône croyoit ce qu'on lui avoit dit de sa naissance? On peut l'apprendre. Voici ce qu'il dit dans son livre intitulé: *Conciliator differentiarum authore Petro Abano Patavino.* Venet. 1548, pag. 76, col. 2, differ. 49.

L'homme est le seul des animaux dont la conception se fasse à des tems différens; car ils naissent à sept, huit & dix mois. Quant aux autres animaux, ils n'ont qu'un terme pour arriver à la conception. C'est ce qu'a dit Avicenne, lib. 9, animal. Puis il cite le passage que nous avons vu ci-devant à l'article de cet Auteur. Il n'en faut pas davantage, pour convaincre Pierre d'Apône, que les quatre lignes d'Avicenne qui ont été citées plus haut.

SPERON SPERONI. *Dialoghi del Signor...* in Venetia 1596. *Del tempo del partorire*, pag. 49 & suiv. Cet Auteur, qui n'étoit point Médecin, mais simple Gentilhomme de Padoüe, sans citer aucun exemple, prend parti pour les longues grossesses, & soutient qu'il y en a de onze, douze, treize & quatorze mois, uniquement fondé sur Aristote (qu'ainsi que plusieurs autres il n'a point entendu) & encore sur Pline & Avicenne, dont il adopte l'opinion. Deux traits que nous allons citer de lui suffiront pour faire juger jusqu'à quel point il étoit crédule. Il parle, p. 52, de femmes qui ont été encore fécondes à soixante & à soixante-dix ans; puis ajoute que, dans certain pays (qu'il ne nomme pas, & que nous pensons qu'il eût été bien embarrassé de nommer) les femmes de sept ans, &, dans d'autres, de cinq, deviennent grosses communément. *Et in alcuni paesi le femmine di sette anni et altrove di cinque communemente s'ingravidano.*

Mais voici bien une autre chose p. 55, & que l'Auteur croit qu'on ne regarde comme impossible, que parce qu'elle est du nombre de celles qui sont rares. *Averroïs, il quale mai non credette nè in Macometto, nè in Christo, mosso da probabile ragione, diede fede alle parole d'un Araba: la qual gli disse che ritrovandosi tutta nuda in un bagno; ove certi ribaldi erano stati à lavarsi, del seme dà loro sparso e conservato in quell'acqua calda, senz' altro fare, s'ingravidò. E ciò le avvenne (secondo lui) perciòche la matrice non altramente tirò à se il seme d'ell'huomo, che tiri il ferro la calamita.* Quand on a l'esprit assez foible pour ajouter foi à de pareilles absurdités, on peut croire aux longues grossesses. Mais ce qui est à peine concevable, c'est que Speroni soit cité, comme un Auteur grave, par la plupart de ceux qui ont adopté ce mauvais systême.

Du Laurens. *Andreæ Laurentii oper. omn.* Par. 1628, pag. 514. Il dit, après avoir longuement & assez bien expliqué le sentiment d'Hippocrate: *il y a des Auteurs qui pensent que l'enfant peut être porté douze & quatorze mois*, & sur cela cite Pline & Avicenne; puis après, ajoute-t-il: *Concluons donc que le premier terme de l'enfantement est le septième mois; que le dernier est le onzième, & que les termes intermédiaires sont le neuvième & le dixième.*

Horatius Augenius, *de hominis partu*, Francof. 1597, pag. 85, cap. 22. rapporte les passages des Anciens, puis conclut ainsi: *Enfin l'autorité d'Aristote a beaucoup d'empire sur moi; celle d'Hippocrate en a beaucoup aussi, & par-dessus toutes, celle d'Avicenne, qui, non-seulement adopte ce part* (de onze mois), *mais encore celui d'un an, & même de quatorze mois.* Horatius Augenius suppose ici qu'Hippocrate & Aristote reconnoissent les parts de onze mois réels (ce dont nous avons démontré le contraire) & donne d'ailleurs, tête baissée, dans le sentiment d'Avicenne.

FORTUNATUS FIDELIS, *de relationibus medicis*, Panormi, 1602. Depuis la page 27e jusqu'à la 28e, il agite fortement la question, pour céder enfin, comme les autres, à l'autorité de Pline, d'Avicenne & de Schenkius, *qui assurent*, ajoute-t-il, *qu'il y a eu des gestations de vingt-trois mois : or je crois que l'on doit ajouter foi à ces Auteurs.*

MATHÆUS, *Quæst. jucund. Enod.*, Francof. 1603, pag. 113. Celui-ci prétend que l'on peut accoucher à dix mois, à onze, même un an, & quatorze mois, & se fonde uniquement sur des passages de Virgile, de Térence : d'Hippocrate (mal entendu sans doute), d'Aulugelle, d'Homère & d'Avicenne.

TRINCAVELLII *Opera*, Lugd. 1586. A la fin de ce livre est un recueil de Consultations, où l'on en trouve une, pag. 56, pour une femme de Bohème accouchée dans le onzième mois depuis la mort de son mari. Après un très-long & très-inutile verbiage, Trincavel finit ainsi : *Quoique le plus grand nombre des femmes n'excède pas le neuvième ou le dixième mois, je ne vois pas pourquoi (quoique cela arrive rarement) il ne s'en trouveroit pas quelqu'une qui portât jusqu'au onzième mois, puisqu'il y a des Auteurs célèbres & de bonne foi, tant Philosophes que Médecins & Historiens, soit anciens, soit modernes, qui ont attesté le fait.* Or il est bien clair que les anciens dont Trincavel entend parler ne peuvent être que Pline, Aulugelle, Avicenne, & que par les modernes, il veut dire quelques-uns de ses prédécesseurs immédiats, ou de ses contemporains qui n'ont fait que répèter ce qu'avoient dit les anciens. Il n'est donc qu'un Copiste comme les autres ; mais d'ailleurs son autorité ne pourroit point être employée contre nous, puisqu'il n'articule pas s'il s'agit du commencement, du milieu, ou de la fin du onzième mois.

Riolani *Antropologia*, Par. 1649. M. Petit, pag. 25 de ſa Conſultation, s'appuie du ſuffrage de cet Auteur, & en cite le même nombre de lignes & de mots que fait M. le Bas, *Nouv. Obſerv. pag.* 65. Voici leur citation, qui ſe trouve à la page 403 de Riolan. *Nous voyons quelquefois des parts naturels de douze, de treize, de quatorze & de quinze mois, même de deux ans.* Il ſemble qu'il ſoit concerté entre ces deux Meſſieurs, de n'en citer que cela. Mais pourroit-on nous blâmer de tranſcrire ici ce qui précède & ce qui ſuit, c'eſt-à-dire, ce que ces Meſſieurs ont eu la prudence d'en oublier? *Le terme le plus commun & le plus ordinaire de l'accouchement eſt le neuvième mois. Si cependant il ſe prolonge juſqu'au dixième ou au onzième, le part n'en ſera pas moins légitime, parce qu'Hippocrate a décidé que le dixième mois, ou le commencement du onzième, étoit le plus long tems de la geſtation. Mais on voit quelquefois des parts naturels de douze, de treize, de quatorze & quinze mois, même de deux ans, comme le démontre Schenkius.* Riolan pouvoit ajouter auſſi de trois & quatre ans; car Schenkius en cite des exemples. Quelle différence, au reſte, du paſſage de Riolan tronqué, à ce même paſſage reſtitüé dans ſon entier! N'eſt-il pas clair que Riolan ſe décide, d'une part, d'après Hippocrate, qu'il n'a pas compris, & de l'autre, d'après Schenkius, dont il regarde les contes ridicules comme des vérités démontrées?

Spigelii *de Formato fœtu, &c.* Amſt. 1645, p. 27, cap. 20. *Mais pour ne pas chercher des exemples chez les étrangers, & ne pas raconter les hiſtoires par leſquelles Schenkius a prouvé qu'un enfant peut être porté douze, treize, quatorze & quinze mois, j'ai lu dans un recueil d'obſervations manuſcrites, que Bellocatus, excellent Médecin de Padoüe, a quelquefois raconté à ses disciples, que la sœur du sçavant Buccel de Padoüe a porté un enfant seize mois, & qu'au moment où tout le monde pensoit qu'elle avoit une môle, elle mit au monde une fille bien formée.* Jusqu'ici Spigel n'a parlé que de Schenkius : mais, dans une Lettre qui porte pour titre : *De partûs tempore*, qui est à la page 153, il dit: *Qu'il puisse arriver qu'un enfant à maturité vienne au douzième mois, je ne le nierai pas....* Puis, pour fonder cette assertion, il cite Pline, Avicenne, Homère & Aristote.

SENNERTI *Opera*, Lugd. 1650. Cet Auteur commence, *tom.* 1, *pag.* 297, par reconnoître que le terme le plus ordinaire est *depuis le quinzième jour du neuvième mois, jusqu'au quinzième du dixième. Mais*, ajoute-t-il, *il n'est pas si facile de déterminer quel est le terme le plus éloigné.* Hippocrate, *lib. de nat. pueri*, dit: *Le fœtus vient au monde dans le cours de dix mois, qui est le plus long terme. Lib. de octim. part : il admet des parts de dix & de onze mois. Aristote*, lib. 7, Hist. animal. *fait de même, & cela est conforme à l'expérience, comme on le voit dans Schenkius.* Il est clair que Sennert a aussi mal entendu Hippocrate & Aristote; qu'il s'est humblement soumis à l'autorité de Schenkius.

GULDENCLE'E est un Auteur que cite M. Bertin, comme fournissant *des exemples* d'enfans nés à treize, seize & dix-neuf mois. Or Guldenclée, *Oper. med. pract. resp.* 36, *pag.* 974, dit: *Quoique des enfans viennent à neuf ou dix mois, il est cependant certain qu'il y en a quelques-uns de viables à onze, douze, treize mois, comme on le voit dans Pline, Cardan, Amatus Lusitanus, Avicenne & Schenkius.* M. Bertin pense-t-il de bonne foi que ce soit là citer *des exemples?* N'est-ce pas plutôt recourir, faute *d'exemples*, à l'autorité d'autrui, & n'avoir point d'opinion à soi?

La Faculté de Giessen. Bernard Valentin, dans ses *Pandectes médico-légales*, Franc. ad Mœnum 1722, *pag.* 50, rapporte une décision de cette Faculté ; par laquelle, consultée sur un posthume de douze mois, elle le déclare légitime, & cela, sans autre raison que l'autorité de Pline, de Cardan, de Schenkius, & encore de Spigel & de Sennert leurs Copistes ; ensorte que la Faculté de Giessen se soumet à Spigel & Sennert avec la même résignation, que ces deux Auteurs s'étoient soumis aux premiers Pères de la fausse doctrine.

La Faculté de Leipsick. M. Bertin, *pag.* 8, indique une décision de cette Compagnie, qui admet à la légitimité un part de douze mois. A ce fait près, il laisse ignorer ce qu'elle contient ; Messieurs Petit & le Bas en font autant : c'est Zittman qui la rapporte, *Medicina forensis*, Francof. ad Mœnum 1706, *pag.* 453. L'exposé porte que, le 12 Mars, 1673, un homme part pour ses affaires. Le 19 de ce mois il passe l'eau & se noie. On demande à sa femme si elle est grosse, *elle le nie constamment.* Enfin, *eu égard à la mutation du bien laissé par son défunt mari*, elle déclare juridiquement, le 10 Septembre, qu'elle est grosse, & se recommande aux prières publiques. Le 8 Mars 1674, elle accouche d'un enfant bien sain.

Sans avoir égard à la réponse fermement négative qu'avoit fait la femme, lorsqu'on lui demanda si elle étoit grosse, ni à ce que la déclaration de grossesse ne fut faite que près de six mois après la mort du mari, la Faculté déclare l'enfant légitime, & fonde cette décision uniquement sur l'autorité de Fortunatus Fidelis. Or il faut se rappeller que cet Auteur, sans avoir d'avis à lui, se range à celui de Pline, Avicenne & Schenkius ; d'où il s'ensuit que la décision de la Faculté de Leipsick n'est autre chose que celle de trois

Auteurs qui ne méritent aucune confiance. Mais cette décision ne pèche pas seulement en ce qu'elle n'est soutenüe que par l'autorité de Fortunatus Fidelis, qui n'est lui-même qu'un Copiste d'Auteurs plus mauvais encore que lui; elle a aussi un autre vice, en ce que la femme qui en est le sujet avoit d'abord nié fermement qu'elle fût grosse; qu'elle ne fait sa déclaration que près de six mois après la mort de son mari, & qu'enfin le motif de cette déclaration est la crainte de voir passer les biens de son mari dans des mains étrangères. La réünion de ces trois circonstances pouvoit-elle permettre à la Faculté de Leipsick de décider comme elle fit? Et n'est-ce pas une dérision de la part de nos Adversaires, que de la proposer pour une autorité respectable? Il est cependant vrai qu'ils ont trouvé le moyen de la rendre un peu moins révoltante, en en dissimulant, suivant leur usage, toutes les circonstances nuisibles à leur système.

KIPERUS. *Antropologiæ*, Lugd. Bat. *pag.* 605. Celui-ci se contente de dire, d'après Aristote, que, quoique les autres animaux aient un tems fixé pour mettre bas, l'homme en a plusieurs; *car l'expérience nous apprend que les enfans sont viables à sept, huit, neuf, dix & onze mois.* On voit qu'il n'a pas saisi le sens d'Aristote, & l'on voit aussi qu'il cède, comme les autres, à la force de l'autorité.

BLASIUS, dans son Commentaire sur Weslingius, au *chap.* 8 de celui-ci, *pag.* 112, Amst. 1666, s'exprime ainsi: *Dans l'espèce humaine l'enfantement a plusieurs termes. L'expérience nous apprend qu'il y a eu des enfans viables à sept, huit, neuf, dix & onze mois. Entr'autres Auteurs on peut consulter sur cela Amatus Lusitanus, Sennert, Spigelius, Bonaventure.* Sennert & Spigelius admettent bien les accouchemens tardifs; mais on a vu, à l'article de ces deux Médecins, qu'ils ne le font que sur la foi des anciens:

ainſi Blaſius fait pis que s'il les imitoit directement, puiſqu'il n'eſt que l'écho de leurs imitateurs; d'ailleurs il s'appuie d'Amatus Luſitanus & de Bonaventure, qu'il n'avoit certainement pas conſultés, puiſque, comme nous le ferons voir, le premier ne parle que d'un part de dix mois trois jours, ce qui ne fait pas, à beaucoup près, onze mois, & que le ſecond eſt très-fermement décidé contre les groſſeſſes prolongées, & ne veut pas accorder ſeulement la moitié du onzième mois.

THEODORI CRAANEN *Opera*, Antverp. 1689, *tom.* 1, *pag.* 758, *diſſert. de partu.* M. le Bas, *pag.* 71 *de ſes n. obſ.*, aſſure que cet Auteur *ne nie pas que les enfans nés le douzième mois ne ſoient légitimes; mais*, pourſuit M. le Bas, *il ne veut pas les admettre à ſuccèder, dans la déſiance où il eſt que ſon ſentiment n'autoriſe le dol & la ſupercherie.* Nous ne déciderons pas ſi M. le Bas a tort ou raiſon de faire penſer Craanen de cette manière; & la raiſon en eſt, que le paſſage de cet Auteur, ſur lequel roule la réflexion de M. le Bas, nous a paru inintelligible; & nous ne comprenons nullement le rapport qu'il peut avoir avec l'interprétation de M. le Bas. Voici ce que dit Craanen, & tout ce qu'il dit ſur la groſſeſſe prolongée. *Nec adſunt exempla, ſi rariſſima, interim geſtatio durat XII. XI. menſes, quod in Galliâ accidit quondam, ubi de legitimo hærede diſputabatur, & medici eum legitimum pronuntiarunt.*

Dans le nombre conſidérable d'Auteurs, dont nous venons de préſenter les textes que nos Adverſaires ont preſque toujours pris le plus grand ſoin de cacher, on voit qu'il n'y en a pas un ſeul qui opine de lui-même. Ils penſent tous, ou par Hippocrate & Ariſtote, qu'ils n'ont point entendus, ou par Pline, Avicenne, Cardan & Schenkius, dont l'autorité, loin d'être d'aucun poids, ne mérite que du mépris. Il eſt d'ailleurs bien clairement prouvé que tous les Auteurs, dont nous venons de rapporter les textes, ne ſont que les phantômes & les ſimulacres des quatre derniers que nous venons de nommer, & que ce ſont toujours ceux-ci qui paroiſſent ſur la ſcène ſous d'autres noms que le leur. Ainſi nos Conſultans adverſes ſont préciſément dans le cas de ces Directeurs de théâtre, qui, n'ayant pas une troupe aſſez complette, ſont obligés de faire reparoître pluſieurs fois les mêmes Acteurs ſous des habits différens.

Autorités neutres ou indéterminées.

MARSILE FICIN. M. le Bas (*pag.* 52 de ſa Queſt. imp.) comprend le nom de cet Auteur avec ceux de vingt autres, qu'il donne comme protecteurs des longues groſſeſſes. Mais nous ne connoiſſons point d'ouvrage de lui, où il marque avoir adopté ce ſentiment, & M. le Bas n'en indique point. Tout ce que nous ſçavons, c'eſt que Marſile Ficin étoit un extravagant du premier ordre. La preuve en eſt, dans un Traité de lui, intitulé : *De vitâ validâ & longâ cœlitùs comparandâ*, Moguntiæ 1647. Ce n'eſt, du commencement à la fin, qu'Aſtrologie judiciaire ; & il peut être regardé comme un morceau des plus rares pour l'inintelligibilité.

HEFFTER. M. le Bas (queſt. import. pag. 71.) nous cite une diſſertation de lui où l'on trouve ces mots : *Il eſt certain que l'accroiſſement des fœtus varie beaucoup, & que les uns le prennent plutôt, les autres plus tard.* Qui eſt-ce qui doute de ce fait qui eſt très-vrai, relativement aux parts de ſept & de huit mois, même de neuf ; car il y a des enfans qui ſont viables à tous ces termes ; mais Heffter n'aſſignant point un terme pour la plus longue durée de la groſſeſſe, que peut en conclure M. le Bas?

BLANCARD. M. Petit, *pag.* 25 de ſa Conſult. ſe contente de nommer Blancard, & le place dans la foule de pluſieurs autres auxquels il attribüe un peu trop gratuitement l'opinion des longues groſſeſſes. Blancard faiſoit dépendre l'accouchement des efforts que fait l'enfant pour ſortir, & dit (*operum tom.* 1°. Lugd. Bat. 1701. pag. 378.) *Tous les fœtus qui ſortent par leur propre mouvement ſont viables: c'eſt la raiſon pour laquelle les uns ſortent plutôt, les autres après le neuvième mois; car il y en a qui, à ſept ou huit mois, ſont plus forts que d'autres à neuf.* Blancard, en diſant que quelques enfans viennent après le neuvième mois, dit-il qu'ils viennent à 10 mois 20 jours comme celui de Renée? Et cette autorité peut-elle être contre nous, qui, ſuivant les Juriſconſultes Médecins les plus eſtimés, accordons juſqu'à dix mois, dix jours. Rien n'eſt plus commode au reſte que de ne point indiquer, ni rapporter les paſſages des Auteurs; on peut leur faire dire tout ce qu'on veut, même le contraire de ce qu'ils ont dit, & l'on ſe diſpenſe, ce qui eſt encore un grand avantage, du travail que coûte la recherche.

WESLINGIUS eſt un Anatomiſte à qui M. Petit (*ibidem*) fait auſſi l'honneur de le ranger de ſon côté, & cela par un excès de confiance dans M. le Bas qui en fait de même *pag.* 66 de ſes n. obſerv. Cependant dans Weſlingius, *Amſt.* 1666, *pag.* 112, ou plutôt dans tout le chapître 8 (indiqué par M. le Bas), que nous avons lu & relu attentivement, nous n'avons pas trouvé un ſeul mot qui fût relatif au terme de la groſſeſſe, excepté ces paroles qui ſont à la page 124. *La dureté qu'ont les oſſelets de l'oreille dans un fœtus de neuf mois eſt admirable.* Si ces mots pouvoient être pris pour le ſentiment de Weſlingius ſur la durée de la gestation, ce seroit neuf mois qu'il faudroit entendre; & non pas onze, comme le prétend M. le Bas.

CYPRIANI *epistola historiam exhibens fœtus humani post* 21 *menses, ex uteri tubâ, matre salvâ ac superstite, exclusi.* Lugd. Batav. 1700.

A la page 51 & 52 de cet ouvrage, la suite du discours que tient l'Auteur, le conduit à se faire une objection à lui-même, & il s'exprime ainsi. *On me demandera pourquoi cet enfant, qui ne trouvoit aucune voie pour sortir, qui ne manquoit point de nourriture, qui n'avoit point perdu ses eaux, en un mot à qui rien ne faisoit faute, n'a pas vécu plus longtems, & est mort précisément au terme de neuf mois, pendant qu'on raconte des histoires assez dignes de foi de parts de dix & de onze mois?* Qui pourroit jamais imaginer que M. le Bas voulût faire regarder ces dernières paroles comme le sentiment de l'Auteur, pendant que l'on voit qu'il les met dans la bouche d'un interlocuteur supposé, & n'a d'autre dessein que de les contredire?

SYLVIUS DE LEBOE, autrement François Sylvius, (*pag.* 68. des n. obs. de M. le Bas) est cité comme bornant à neuf mois la durée de la grossesse: mais nous ne voulons point profiter de cette méprise. Sylvius lib. 3. sect. 17. cap. 7. pag. 540. Amst. dit bien: *Le tems le plus ordinaire & le plus naturel de l'enfantement, est la fin de la trente-neuvième semaine, à dater du jour de la conception.* Mais à la section 21 (que suivant toute apparence n'a pas lûe M. le Bas) l'Auteur ajoute: *Au-delà du neuvième mois on a vu plusieurs enfans vivans non-seulement, mais viables, & cela sans que l'on pût soupçonner de tricherie, puisque cela est arrivé, le mari vivant, étant plein de santé & présent pendant tout le tems de la grossesse.* Sylvius au reste, n'en est pas plus pour nos Adversaires que pour nous, puiſqu'il ne fixe point de terme. On voit ſeulement que ce bon Hollandois (*a*) ne penſoit pas qu'une femme pût manquer à ſon devoir autrement que dans le cas d'abſence de ſon mari. Au reſte, on voit que Sylvius ne ſpécifie point de combien il penſe que la groſſeſſe peut excéder le neuvième mois.

Zuingerus, Compendium univerſæ Medicinæ. Baſil. 1724. pag. 118. §. 17. *La geſtation finit ordinairement à la fin du neuvième mois, ou au commencement du dixième ; le terme ſouffre pourtant un prolongement conſidérable, puiſqu'on a obſervé des enfans viables au ſeptième, huitième, onzième & douzième mois, en ſuppoſant qu'il n'y ait pas d'erreur de calcul.* Cette reſtriction, ſuivant les principes que nous établirons, ſuppoſe l'impoſſible, puiſque cette erreur ſe rencontre toujours, ſoit réelle, ſoit affectée, & par conſéquent le ſentiment de Zuingerus ſe réduit à rien.

La Faculté d'Ingolstad (dit M. Petit, *pag.* 31 de ſa conſultation) *par une déciſion expreſſe, accorda la légitimité à un enfant né à douze mois huit jours.* M. Petit s'arrête là, & cache bien ſoigneuſement les circonſtances où cette déciſion fut donnée. Nous les avous rapportées *pag.* 6 de notre première conſultation, & nous avons fait voir que l'eſpèce n'avoit aucun rapport avec la nôtre, puiſque le mari étoit vivant, & que l'uſage, dans ce cas, eſt de préſumer toujours l'enfant légitime, à moins qu'il n'y ait une preuve légale & très-démonſtrative du contraire.

M. Wanswieten. M. le Bas (*pag.* 102. de ſes n. obſerv.) cite bien un paſſage de ce très-ſçavant & très-célèbre Auteur, au ſujet des accouchemens avancés; mais au moins il ne lui attribue pas de protéger les

(*a*) Il étoit né en Allemagne, mais le long tems qu'il avoit vécu en Hollande l'y avoit naturaliſé

grossesses prolongées, comme fait M. Petit (*pag.* 28 de sa consult.) Celui-ci dit que *pour ne pas fatiguer le lecteur*, il passera sous silence le témoignage d'Auteurs célèbres tels que MM. Haller, Wanswieten, Mauriceau, Levret, &c. C'eût été mieux fait à M. Petit de citer les passages tout au long, au risque *de fatiguer* un peu *le Lecteur.* Le Lecteur équitable passe volontiers à un Auteur les longueurs qui sont nécessaires à l'eclaircissement d'un fait; mais ne pardonne jamais que, dans une matière importante, on lui cache la vérité, soit en dissimulant ce qui est, soit en supposant ce qui n'est pas. M. Wanswieten, tom. 4. au titre *de l'Accouchement difficile*, pag. 514. établit que l'incertitude des signes de la grossesse ne permet pas d'en avoir toujours la date d'une manière précise. Il rapporte le passage d'Aulugelle que nous avons cité. Il rapporte aussi l'histoire de la femme de Jouare, accouchée, dit-on, d'un garçon, après une grossesse de trente-cinq mois, le tout comme historien & sans rien prononcer. Delà il passe à l'article des Accouchemens précoces, & cite à ce sujet des faits attestés par Lamotte & Mauriceau.

Ensuite il dit que le fœtus *se perfectionnant toujours & prenant de la force, il ne conçoit pas pourquoi le fœtus de huit mois seroit plus foible & moins vivace que celui de sept, comme l'a pensé Hippocrate*; puis tout de suite il se soumet, disant, *il y a dans la Médecine des faits d'observation qui doivent prévaloir, quoique le raisonnement semble prouver le contraire. C'est ainsi que Peu atteste que plusieurs enfans viennent au septième mois très-robustes & très-vigoureux, & qu'au huitième mois, ils sont foibles & à peine viables.* Ces dernieres paroles prouvent bien que M. Wanswieten ne se soumet à l'observation que relativement au part avancé. Enfin M. Wanswieten finit cet article par ces mots: *Puisque, par ce qui a été dit ci-dessus, il est assez certain*

certain que le terme de la groſſeſſe eſt variable, non-ſeulement dans les différentes femmes, mais encore dans le même individu : nous allons parler des ſignes qui annoncent un accouchement prochain. Que M. Petit nous diſe préſentement s'il y a là un ſeul mot d'où l'on puiſſe inférer que M. Wanſwieten protège les longues groſſeſſes, ou qu'il en fixe les limites! Nous n'ajouterons rien ſur Mauriceau, ni ſur MM. Haller & Levret. Nous aurons ci-après occaſion de faire voir qu'ils ſont bien formellement décidés tous trois contre Renée & ſes défenſeurs.

M. Senac. Anatomie d'Heiſter avec des eſſais de Phyſique. Paris, 1735, pag. 314. On y lit que *le terme des neuf mois eſt le plus ordinaire*, & que *le tems marqué par la nature eſt celui qui s'écoule depuis ſept juſqu'à onze mois.* Mais peut-on rien tirer de clair de ce que dit M. Senac? Eſt-ce onze mois commençans ou révolus qu'il a voulu dire? Dans le premier cas il ſeroit pour nous, & dans le ſecond il ſeroit contre. Que nous fait au reſte d'avoir ſon opinion, puiſque nous en avons un très-grand nombre d'autres & des plus graves?

Manningham eſt encore un Auteur dont M. Petit ne ſe prévaut pas moins que de M. Senac. Dans ſon traité de l'art d'accoucher. Halæ Magdeburgicæ 1746. pag. 14, cet Auteur dit: *Les choſes peuvent aller de manière qu'une femme ſoit groſſe depuis ſept juſqu'à onze mois.* On y voit la même indéciſion, ſur le terme précis, que dans le paſſage de M. Senac. Ainſi même réponſe.

Faits reprochables par eux-mêmes.

M. Lieutaud, *ſçavant Médecin*, (dit-on) (a) *& habile Anatomiſte*, *dans le livre intitulé : Précis de*

(a) M. Petit, pag. 27 de ſa Conſultation.

la Médecine pratique, prétend qu'un accouchement peut être prématuré; ou tardif, comme au dixième, douzième, & même au seizième mois; ce dont il est très-important d'être prévenu. Si M. Lieutaud n'eût parlé que du onzième mois, nous l'eussions placé à côté de M. Senac & de Manningham; mais, comme il parle de quatorze & de seize mois, nous ne pouvons pas nous dispenser de renvoyer cette autorité à sa source, c'est-à-dire, aux ouvrages de Pline, Avicenne, Cardan & Schenkius.

JOURNAL DES SÇAVANS. M. Bertin, *pag.* 9 de sa Consultation, nous assure que dans ce recueil littéraire, dans Thomas Bartholin, dans Spigel, dans Guldenclée, on trouve des exemples d'enfans nés à treize, à seize, à dix-neuf mois. Nous avons parlé de Spigel; nous parlerons, à leur place, de Guldenclée & de Thomas Bartholin: mais quant au Journal des Sçavans, dont nous avons fait la recherche, nous n'y avons pas trouvé d'exemples d'enfans venus au monde vivans à treize, ni seize, ni dix-neuf mois. Nous y avons vu seulement (edit. d'Amst. an. 1695.) l'extrait d'un mémoire de Panthot Médecin de Lyon, où il est dit que Catherine Crépieu accoucha d'une fille, après l'avoir portée vingt-deux mois, & qu'elle eut les douleurs de l'enfantement au onzième, treizième, quinzième, dix-huitième & vingtième mois: mais ce fait est si nud, si isolé, si dénüé de preuves, ou même d'aucune circonstance qui en tienne lieu, que nous pensons pouvoir, sans injustice, l'envoyer grossir le recueil de Schenkius.

M. BERTIN (*pag.* 10 de sa Consultation.) nous dit encore (parlant de lui-même à la troisième personne.) *M. Bertin connoît une Dame qui est demeurée grosse pendant environ dix-huit mois, & qui est accouchée d'un enfant qui se porte bien, & qui n'est pas plus difficile à élever que ceux que cette Dame a eus précèdemment. Les deux époux, ainsi que leurs enfans, se portent très-bien.* On ne peut que remercier M. Bertin de son attention à donner ainsi des nouvelles de toute la famille. Mais, de ce qu'il dit connoître la Dame soi-disant accouchée à dix-huit mois, s'ensuit-il bien certainement qu'elle soit réellement accouchée à ce terme ? Peut-être, par égards pour notre Confrère, serions nous restés en suspens sur le fait qu'il allègue : mais le changement des singuliers en pluriers, au sujet du passage d'Aulugelle, ne contribüe pas à ébranler notre incrédulité sur la grossesse de 18 mois qu'il atteste.

Philippe Hoffman rapporte (dit M. le Bas, *pag.* 128. de ses n. Observ.) que les Avocats de Paris, les plus versés dans la Jurisprudence, délibérèrent en faveur de la légitimité d'un enfant né dans le quatorzième mois de la grossesse de sa mère. Mais M. le Bas oublie ici, ou veut oublier, qu'à la *pag.* 118, il a cité déja la même histoire en latin, sous le nom de Godefroy, sur la novelle 39, ensorte qu'il ne tient pas à M. le Bas que le lecteur n'y soit trompé, & ne prenne, pour deux autorités différentes, le duplicata de la même. La distance de dix pages qui sépare ces deux articles, la différence des textes dont l'un est latin & l'autre françois, celle des expressions, sont des circonstances dont la rëunion paroît faite pour induire en erreur. Ces manières de multiplier les autorités, ne sont pas inusitées dans les écrits de M. le Bas. Nous aurons occasion d'en faire voir encore des exemples qui sont plus curieux que celui-là. Quoi qu'il en soit, la décision des Avocats, sur le part de quatorze mois, que M. le Bas nous cite, ne sçauroit faire la moindre impression, puisqu'il ne s'agit ici ni d'un jugement prononcé par un Tribunal, ni d'une décision medico-légale, mais seulement du sentiment de quelques Jurisconsultes.

La Faculte' de Leipsick. M. Petit (*pag. 31, 32* & 33) veut exciper d'un décret de cette faculté, qui admet à la légitimité un posthume d'un an treize jours. Il est non-seulement fâché, mais surpris, scandalisé même de ce que nous avons osé le trouver injuste de tout point, & surtout en ce qu'il est formellement en contradiction avec un autre décret rendu, sept ans & demi auparavant, par la même Faculté. Nous avons dit que, suivant toute apparence, la mère du posthume de douze mois treize jours, étoit une femme *dont la Faculté de Leipsick avoit eu la foiblesse de ménager ou de craindre la puissance. Les Docteurs de cette Faculté*, dit M. Petit, *étoient-ils donc de mal-honnêtes gens, capables de trahir leur honneur, de prévariquer, de commettre un crime punissable?* Plutôt que de faire tant de bruit, M. Petit auroit du, dans cette occasion, surmonter l'aversion qu'il a pour citer les textes, & soumettre la chose au jugement du lecteur, en exposant la conclusion des deux décrets. Rien n'éclaircit mieux les doutes que cette manière de procéder, au lieu que, quand on ne cite rien, on suppose tout ce qu'on veut. Le premier décret est à la page 219, & le second à la page 289 de la Médecine critique d'Amman, à Stade, 1677. Le premier est du 2 Avril 1630, le second du 4 Décembre 1638. Le premier porte: *Nous concluons, sans hésiter, que cet intervalle de trois cens neuf jours (c'est-à-dire dix mois neuf jours) excède, de beaucoup, la durée d'une grossesse légitime, & que l'on ne doit pas du tout admettre l'enfant à la possession des biens dont jouït un part légitime.* A l'égard du second, il est ainsi conçu: *Sur ces considérations, ce n'est pas sans fondement que nous mettons ce part* (d'un an treize jours) *au nombre de ceux qui sont très-rares & contre l'ordre naturel.* D'un côté c'est un posthume de dix mois neuf jours rigoureusement exclus de la légitimité; de l'autre, un autre posthume d'un an douze jours y eſt admis, quoique la mère expoſe que ſon mari, après avoir ſoupé avec elle, eſt mort ſubitement dans la nuit. Si les deux poſthumes étoient de même terme, & d'ailleurs dans des circonſtances ſemblables, on ſeroit ſans doute révolté de voir accorder la légitimité à l'un, pendant qu'on la refuſeroit à l'autre. Mais de quelle manière doit-on être affecté, quand celui de dix mois neuf jours eſt condamné, par la même compagnie qui abſout celui de douze mois treize jours, malgré la mort ſubite du mari qui donne entrée aux plus noirs ſoupçons? Voilà ce que M. Petit ne veut pas que nous trouvions injuſte. Dire, comme nous avons fait, que, *ſuivant toute apparence, la Faculté avoit eu la foibleſſe de ménager ou de craindre la puiſſance* de la Veuve, c'eſt, ſelon M. Petit, outrager cette Compagnie. Mais eſt-ce notre faute, ſi la langue manque de termes plus doux, pour caractériſer ſa conduite? Que M. Petit ne ſe donnoit-il la peine d'ouvrir le traité d'Amman; il y auroit vu une expreſſion bien plus énergique, puiſque cet Auteur dit, *pag.* 286, en parlant du ſecond décret: *Je penſerois qu'il eſt l'ouvrage de la ſubornation.* Quoiqu'en puiſſe dire M. Petit, il eſt d'autant moins admiſſible à s'autoriſer de ce dernier décret, que nous ſommes mieux fondés à révendiquer le premier. Aucun Juge équitable ne diſconviendra que la Faculté de Leipſick fit une faute bien grave, en prononçant le dernier. Nous n'en voulons d'autre preuve que l'uſage abuſif qu'on prétend en faire aujourd'hui contre nous.

ALBERTUS KRANZIUS. Il s'agit ici d'un fait rapporté, ſous le nom de cet Auteur, par Schenkius, d'où M. Bertin l'a tiré, comme beaucoup d'autres encore, & qui ne fait pas le moindre ornement de ſa conſultation, page 7. *La femme du Comte de Baruch Vandalo devint groſſe, porta ſon enfant deux ans, & le mit au monde marchant & parlant.* M. Bertin pourtant, par considération pour la vraisemblance; veut bien mettre, à ces circonstances, une petite modification. *On veut dire vrai-semblablement*, poursuit-il, *qu'il parla & marcha peu de tems après sa naissance*. Peut-être aussi M. Bertin a-t-il craint qu'on ne lui demandât si c'étoit sans lisière que le petit Comte *marcha* en venant au monde, & quelle langue *il parla*? Pendant que M. Bertin faisoit, dans Schenkius, sa récolte d'autorités, il ne lui en eût guère plus coûté de prendre aussi deux observations qui suivent immédiatement la précèdente. Ce sont deux naissances d'enfans, l'une après trois, l'autre après quatre ans de gestation.

Bodin. Au moins M. Bertin n'a-t-il pas dédaigné le fait raconté par cet Auteur. *Universæ nat. Theatr. Hanoviæ*, 1605. *pag.* 381. *Un Président à Mortier du Parlement de Roüen fit inscrire dans les Regîstres qu'une femme, s'étant trouvée en travail au neuvième mois, & n'ayant pu accoucher, mit au monde, au dix-huitième, un enfant viable, le fait est attesté par les Sages-femmes & les Médecins*. C'est tout ce que disent Schenkius & M. Bertin; mais Bodin, pour embellir le tableau, ajoute: *Non-seulement il y a des parts de trois, de sept enfans, & même davantage, mais qui ne sont pas viables; des femmes sont accouchées de monstres de figures différentes, de Grenouilles & de Serpens*. Quand on veut faire croire un fait plus que suspect, tel qu'une grossesse de dix-huit mois, le moyen d'y parvenir n'est pas d'y joindre un fait plus incroyable encore, tel que celui *des Grenouilles & des Serpens*.

La Faculté de Halle est citée par M. Petit (*pag.* 31) pour avoir décidé légitimes des parts de douze ou treize mois. Il est vrai que qui les admet à douze, peut bien les admettre à treize. Cependant, dans *le Tome II. d'Alberti*, *pag.* 554. & *suiv.* il n'est question que d'un part de presque de douze mois, *fermè duodecimeſtri*, auquel la légitimité eſt accordée ſous prétexte que la mère & le fœtus étoient malades. Mais ces raiſons d'excuſer une groſſeſſe prétendüe prolongée ne ſont pas admiſſibles, parceque de pareilles cauſes & beaucoup d'autres encore, que quelques Auteurs regardent comme capables de prolonger la groſſeſſe, ne tendent réellement qu'à en accourcir le terme, comme nous le prouverons en ſon lieu. M. le Bas, en parlant du même décret de la Faculté de Halle, fait obſerver que, ſous la préſidence d'Alberti, il fut ſoutenu un Thèſe dans laquelle on admet la poſſibilité des accouchemens aux termes de neuf & dix mois; & c'eſt un point ſur lequel nous n'avons aucun intérêt de le contredire. Il y a ſeulement lieu de s'étonner qu'il préſente, auſſi ſouvent qu'il le fait, de pareilles autorités, qui ſont plutôt propres à notre défenſe qu'à la ſienne.

La Motte. M. Bertin *page* 9, M. le Bas *pag.* 72 *n. obſerv.* & M. Petit *page* 17, citent tous trois cet Auteur, & le donnent, comme en effet il l'eſt, pour approbateur des Accouchemens tardifs. Mais ces Meſſieurs ſe contentent d'indiquer laconiquement les termes de ces accouchemens, & ſe gardent bien de rapporter aucune des obſervations de la Motte. A leur defaut nous donnerons pour exemple celle-ci, que l'on trouve dans ſon traité des Accouchemens, *Par.* 1721, *pag.* 153.

J'ai accouché, dit-il, *le* 18 *Novembre de l'année* 1702, *une femme dont le mari étoit parti le* 25 *Janvier pour un voyage où il fut près de quatre mois. Elle auroit du, pour être juſte à ſon terme, accoucher le* 25 *Octobre, d'où il ſuit qu'elle accoucha vingt-trois jours plus tard que les neuf mois ſuppoſé qu'elle ne fût groſſe que du dernier jour du départ de ſon mari; mais au contraire elle étoit ſi aſſurée de l'être de plus long-tems, qu'elle me fit venir auprès d'elle dès le commencement du mois d'Octobre, ayant souffert, les petits accidens que cause la grossesse, avant le départ de son mari.*

Faut-il beaucoup réfléchir sur cette histoire pour la mettre à son prix? L'absence du mari ne fait-elle pas naître des soupçons sur la conduite de la femme? Son invitation à la Motte de la venir voir dès le mois d'Octobre, prouve-t-elle plutôt de la bonne foi, qu'une ingénüité affectée & tendante à intéresser cet homme à sa justification, dans le cas où elle viendroit à être soupçonnée par son mari. Nous pensons que rien n'est moins concluant que ce fait en faveur des accouchemens tardifs, & nous le regardons comme capable, lui seul, d'inspirer une juste défiance pour tous ceux de cette espèce qu'à rapportés la Motte.

Thomas Bartholin est un Anatomiste dont nous connoissions l'antipathie pour les grossesses prolongées, & nous avons été surpris que MM. le Bas & Petit, pour soutenir cette opinion, s'appuyassent d'une histoire de Bartholin dont ils se font l'un & l'autre un trophée. M. le Bas, *pag. 96 de sa Q. imp.* la conte ainsi. *Une jeune fille de Leipsick se plaignit d'être grosse des faits d'un jeune homme riche, & le traduisit en justice. Les Magistrats se rendirent aux sollicitations des amis du coupable, qui demandèrent la détention de cette fille dans une Maison de force, où elle fut renfermée & gardée à vüe. Elle parvint à neuf mois de grossesse, le ventre se tuméfiant de jour à autre, & n'accoucha point à ce terme.* Le Médecin lui fit des remèdes, poursuit M. le Bas, *& les continüa jusqu'au seizième mois, dans lequel elle accoucha d'un enfant qui vécut deux jours...... d'après ces faits dont la possibilité ne peut être revoquée en doute..... M. Louis est-il en droit de refuser de se rendre à notre opinion?* Notre Consultant jusqu'ici paroît bien satisfait de lui. Voyons si M. Petit ne l'est pas pour le moins autant. Voici comme me il parle (*pag.* 47 *de ſa conſult.*) *Faut-il être grand Phyſicien pour prononcer qu'une fille qui ſe dit groſſe, & qu'on renferme, par ordre du Magiſtrat, dans une maiſon de force, & qui eſt gardée à vüe, & n'a de communication avec aucune perſonne d'un sèxe différent du ſien, ſi elle accouche au bout de ſeize mois de captivité, c'eſt uniquement parceque ſon accouchement a été retardé de ſept mois?*

Nous commencerons par accorder à M. Petit plus qu'il ne nous demande, & nous conviendrons qu'il ne faut être rien moins que *grand Phyſicien* pour adhérer à ſon opinion. C'eſt à lui de convenir, en revanche, qu'il ſuffit d'être un très-médiocre moraliſte pour ſoupçonner gravement la jeune fille détenüe *en captivité*, d'avoir ſimulé une groſſeſſe avant ſa détention, pour parvenir à épouſer peut-être le jeune Plutus dont elle ſe diſoit groſſe, ou tout au moins obtenir une indemnité pécuniaire de l'outrage fait à ſon honneur. On peut enſuite la ſoupçonner d'avoir, depuis ſa détention, travaillé avec un tiers à juſtifier, par le fait, ſa déclaration de groſſeſſe, & ſe mettre par-là en état de pourſuivre avec fondement la procédure commencée. Mais cette victime infortunée, nous dit-on, *n'étoit approchée d'aucune perſonne d'un sèxe différent du ſien.* Comment pourra-t-on ?.... Juvenal répond pour nous à cette queſtion:

Sed quis cuſtodiet ipſos
Cuſtodes?

Voilà l'interprétation que nous avons d'abord donnée à ce fait ſi accablant & ſi redoutable pour nous. Nous craignions cependant que M. Petit, qui s'enflamme d'un beau zèle pour l'honneur du sèxe, ne nous accuſât dans cette occaſion, comme il a fait dans pluſieurs autres, *de n'avoir pas fait attention à ce que peut avoir d'odieux en ſoi une préſomption de dol, de supercherie & d'impudicité qui enveloppe indistinctement toutes les femmes qui accouchent au-delà du terme ordinaire, &c.* Mais la lecture de Bartholin nous a un peu tranquilisés. Nous y trouvons matière à faire admirer le talent singulier qu'ont Messieurs le Bas & Petit, d'orner, d'embellir les faits, & de les tourner à leur avantage.

Ces Messieurs nous parlent d'une *jeune fille*, & Bartholin parle d'une prostituée, *meretriculæ.* Selon eux, elle est mise *dans une maison de force*, &, selon Bartholin, c'est *une prison, in carcerem.* Elle est, nous dit-on, *gardée à vüe, & n'est approchée par aucune personne d'un sèxe différent du sien*, circonstances dont on ne trouve pas un seul mot dans Bartholin. Veut-on faire croire qu'à Leipsick on méprise assez les bienséances, pour faire garder les prisons par des femmes ou par des filles? La *jeune fille* accouche, dit-on, *après seize mois de grossesse, d'un enfant.* Mais Bartholin, dès le titre du chapître, le qualifie d'*Embryon. Anatome Embryonis 16 mensium.* On nous dit que l'enfant est venu au monde *vivant, & qu'il a vécu deux jours.* Mais on nous cache qu'il étoit *foible, sed debilem, nec ultra unum alterumve diem superstitem.* On nous fait mystère de sa tête, *qui surpassoit à peine la grosseur d'une noix : Nucem juglandem vix superabat;* ce qui ne prouve pas qu'il eût autrement profité du long séjour qu'il avoit fait dans le sein maternel. Enfin, ce qui est presque impossible à imaginer, c'est que l'on présente, à des Juges & au Public qu'on doit respecter, Bartholin même comme garant de la vérité d'une histoire qu'il raconte il est vrai, mais qu'il révoque fort en doute, & qu'il termine en disant : *Nisi forsan in calculo erravit femina, vel, ut reum ludificaret, seriùs se ab alio subigi passa est*, c'est-à-dire, *à moins que cette femme ne se fût trompée dans son calcul, ou que, pour tromper celui qu'elle avoit accusé, elle n'eût pris, après coup, avec un autre, des mesures pour devenir grosse.* Puisse, la révision que nous venons de faire des pièces de ce petit procès, inspirer à Messieurs nos Consultans adverses un peu plus de goût pour la vérité, & d'aversion pour les amplifications & les réticences! Encore s'ils eussent imité M. Bertin! il s'est contenté, lui, d'annoncer Bartholin comme donnant un exemple d'un part de seize mois; & sur cela il renvoie à son Traité *de insolitis partûs viis*, où l'histoire en question n'est point. Elle est dans le recueil intitulé : *Hist. Anat. Centur. Hagæ Comit.* 1654, à la page 70, hist. 51.

THIONNEAU. M. Bertin manque encore ici d'exactitude. Il dit, *pag. 7 de sa Consultation*, que *M. de Thionneau, sur le témoignage de Paschal Gallus, rapporte l'histoire d'un fœtus qui fut porté vingt-trois mois*, & place ce fait justement entre celui qui est rapporté par Avicenne, & l'histoire du petit Comte de Baruch, qui *marcha & parla en venant au monde*; ensorte qu'il ne tient pas à M. Bertin qu'on ne croie que le fait concernant Thionneau regarde un enfant venu vivant au monde. On peut croire aussi, à la manière dont M. Bertin s'énonce, que Thionneau a tiré le fait de Paschal Gallus. Mais ce n'est rien moins que tout cela. Paschal Gallus, *Biblioth. Med. Basil.* 1590, *pag.* 325, donne simplement la notice de la dissertation de Thionneau, & indique qu'elle contient l'*histoire d'un fœtus porté vingt-trois mois*. En effet, René Thionneau a donné cette Dissertation, qui porte pour titre; *Histoire étrange d'une femme qui a porté enfant vingt & trois mois, & qui enfin a été tiré, par le côté, os à os. A Tours*, 1580. Dans la Dissertation, Thionneau rapporte que, par la voie ordinaire, il étoit sorti quelques os de ce fœtus des plus petits, mais que les grands & le reste des chairs pourries n'ayant pu sortir de même, après vingt-trois mois de grossesse, il fit extraire le restant par l'opération césarienne. Quoique M. Bertin veuille nous donner ce fait pour un part de vingt-trois mois, nous ne lui reprocherons pas cette fois d'avoir voulu donner le change de dessein prémédité, comme au sujet du passage d'Aulugelle. Il a recueilli (dans Schenkius, *pag.* 640) l'article en question, qui s'y trouve immédiatement précédé & suivi d'exemples de grossesses prolongées. Ce n'est pas sa faute si Schenkius en a imposé; mais M. Bertin ne sauroit se disculper de puiser, comme il a fait, à toutes mains, dans un Auteur aussi peu sûr que Schenkius, & de ne se pas donner la peine de consulter les originaux. Il est vrai que, si cette manière de procèder fait souvent tomber dans l'erreur, elle est, d'un autre côté, très commode, en ce qu'elle épargne le travail d'une recherche fort pénible. A cinq ou six autorités près, toutes celles de M. Bertin se trouvent rassemblées dans Schenkius & dans la Dissertation de M. Wagner. Ces secourables répertoires ont aussi été de la plus grande utilité à M. le Bas; (*a*) & presque toute l'érudition de M. Petit se trouve dans les deux écrits de M. le Bas, sur la fidélité & l'exactitude duquel il s'est un peu trop reposé. Nous avons déja donné des preuves de tout ce que nous avançons ici, & nous ne terminerons pas cet ouvrage sans en donner de nouvelles.

Bayle. Ce Médecin de Toulouse, dans une Dissertation qu'il donna en 1678, rapporte qu'une femme, grosse de neuf mois, sentit des douleurs, & fit des efforts comme pour accoucher; que la matrice fut poussée par le nombril, & forma une hernie; que cette cause retarda l'accouchement de dix mois, &

(*a*) M. le Bas a aussi tiré une forte contribution de l'Embryologie de Schurigius, qui est une compilation complette de tout ce qui a été dit sur la matière que nous traitons.

qu'ainſi l'accouchement ne ſe fit qu'au dix-neuvième mois de groſſeſſe. M. Louis, *pag.* 71 de ſon Mémoire, a très-bien remarqué que la prétendüe hernie de matrice n'eſt pas poſſible. Nous ajoutons que, ſi elle l'étoit, une femme ne pourroit point ſurvivre à un tel accident. M. Petit penſe auſſi que Bayle s'eſt trompé ſur cette circonſtance ; & elle eſt faite en effet pour révolter quiconque connoît la ſtructure des parties dont il eſt queſtion, & la forme qu'elles prennent dans une groſſeſſe de neuf mois. Pourquoi M. Petit veut-il donc que nous croyions le fait principal, qui eſt la geſtation de dix-neuf mois, pendant que lui-même il ne croit pas la cauſe accidentelle à laquelle Bayle l'attribüe ?

Faits inapplicables à la queſtion que nous traitons.

Georg. Frider. Orth. *Diſſert. de fœtu 46 annorum*, Tubingæ. 1720. Dans cette Diſſertation, il eſt uniquement queſtion d'un fœtus reſté, pendant quarante-ſix ans, dans le ventre de ſa mère, à la mort de laquelle on le trouva aſſez informe, renfermé dans une eſpèce d'enveloppe oſſifiée ; il n'étoit pas putréfié, ni de mauvaiſe odeur. Les viſcères, faute d'humidité, étoient un peu durs & deſsèchés.

Dodonæus. M. Petit, *pag.* 25 de ſa Conſultation, range cet Auteur au nombre de ceux qui ont adopté les accouchemens tardifs. Il ſe contente de le nommer, ſuivant ſon uſage, & de lui attribüer cette opinion, quoiqu'en effet Dodonæus ne l'ait jamais eüe. Cette erreur vient apparemment de ce que M. Petit l'a trouvé cité à la page 45 de la Queſtion importante de M. le Bas. *L'Hiſtoire*, dit celui-ci, *rapportée par Dodonæus, dans ſes Obſervations médicinales d'après Ægidius Hertogius, eſt bien ſuffiſante pour engager à ne pas révoquer en doute le prolon-*

gement du terme de la gestation au-delà de neuf mois. Dodonæus cependant n'a rien dit d'après Hertogius. Nous avons de Dodonæus un recueil d'Observations médicinales, *Lugd. Bat.* 1585, où il ne se trouve quoique ce soit qui concerne les accouchemens tardifs. Mais, à la fin du recueil, il y a une Observation d'Ægidius Hertogius, où il est mention d'une grossesse qui, après avoir duré cinq ans, a fini par l'éjection des os d'un fœtus putréfié. *L'enfant*, dit Hertogius, *avoit remüé pendant les quarante jours qui avoient suivi les neuf premiers mois de la grossesse.* M. le Bas prétend que le fœtus dont Orth. fait l'histoire, remüa aussi après le terme de neuf mois, quoique l'Auteur se taise sur cette circonstance. Cela fait, selon M. le Bas, une preuve très-forte des accouchemens tardifs. Il nous parle encore, *pag.* 82 *&* 84, des fameux fœtus de Joigny, de Sens, de Dole, de Toulouse, tous, ou pétrifiés, ou dessèchés, ou gangrènés dans le ventre de leur mère, après y être demeurés plus ou moins d'années. Le sort de ces sortes de fœtus est, ou d'être tirés morts du vivant de leur mère, par l'opération césarienne, ou bien après sa mort, ou bien encore d'occasionner des abscès, par la rupture desquels ils sortent en lambeaux & pièce à pièce. Dans notre première Consultation, nous avons dit, en deux mots, que ces cas ne peuvent avoir aucune application à notre espèce. Cela n'a pas empêché M. le Bas d'insister encore sur les inductions qu'il prétend tirer de ces exemples. N'aurions-nous donc pu lui faire comprendre que de tels fœtus ne sont pas fort communément susceptibles d'effets civils, ni fort sujets à faire naître ou à soutenir des contestations sur leur état?

Faits récens & les plus concluans de tous, ſelon nos Conſultans adverſes.

LES faits dont il nous reſte à parler ſont au nombre de quatre. Ils ſont *foudroyans*, nous dit-on; ce ſont autant d'argumens dont on nous fait autant de peur que de l'hiſtoire de Bartholin. Pour nous, comme nous les croyons ſuſceptibles de conteſtation, ils nous avoient paru devoir être placés ſous le titre des faits reprochables. Mais la prédilection avec laquelle nos Adverſaires les adoptent & les préſentent, nous détermine à les réünir pour en faire un article particulier.

M. PANNENC, Médecin à Arles, mande à M. Chomel, l'un de ceux qui ont ſigné la Queſtion importante de M. le Bas, qu'*un Eccléſiaſtique d'Arles vient de lui apprendre qu'à Paris on délibère ſur l'état d'un poſthume né dix mois & demi* (pour mieux dire, dix mois vingt jours) *après la mort de ſon père.* M. Pannenc décide qu'il eſt *très-poſſible que l'enfant ſoit légitime. Ma femme*, ajoute-t-il, *portoit ſes garçons pendant neuf mois complets, & ſes filles juſqu'au dixième, & même par-delà.* On ne peut qu'être édifié du zèle qui porte M. Pannenc à venir ainſi, d'office, au ſecours des opprimés. Cependant (à moins qu'il ne ſe comporte avec une œconomie aſſez préciſe pour avoir la connoiſſance de l'inſtant où Madame Pannenc conçoit, ce qu'il ne voudroit pas que l'on crût de lui) quelle autre certitude de l'époque peut-il avoir, qu'une notion vague, où il peut toujours y avoir un mécompte de pluſieurs jours, & même de pluſieurs ſemaines? Peut-il d'ailleurs être ſûr que Madame Pannenc ait toujours calculé juſte, & ne l'ait point induit en erreur? Mais ſuppoſons que la choſe ſoit comme il la rapporte. En disant que Madame Pannenc *portoit ses filles jusqu'au dixième mois, & par-delà*, il ne dit rien dont nos Adversaires puissent tirer le moindre avantage, puisqu'il n'articule pas de combien de jours Madame Pannenc excèdoit les dix mois. Il eût pu spécifier jusqu'à dix mois & dix jours, sans que nos Parties en souffrissent, puisque les meilleurs Auteurs de Jurisprudence médicinale donnent de la latitude jusqu'à ce terme, & que la grossesse de Renée avoit dix jours de plus.

Madame Reffatin, Sage-Femme, établie à Nevers, est encore un Auteur grave, dont M. le Bas, *pag.* 85 *& suiv.*, cite une Lettre & une Observation. La Lettre n'est pas une pièce inutile. Madame Reffatin y loüe beaucoup M. le Bas sur sa *sçavante Dissertation* & ses autorités, qu'elle trouve *respectables & fondées sur l'expérience.* Elle juge sainement, comme on voit, cette Madame Reffatin, les ouvrages & les Auteurs. Elle offre à M. le Bas son Observation, *extraite*, dit-elle, *de son Registre, cotté & paraphé par le Juge:* Elle proteste qu'elle l'a rédigée, *comme celles* qu'elle fait *journellement, avec une très-grande exactitude.*

A l'égard de l'Observation, voici ce qu'elle contient d'essentiel. Madame Reffatin, le 17 Janvier 1763, délivra la femme d'un Bucheron, d'un garçon que cette femme *a porté onze mois, à ce qu'elle a assuré.* Depuis son mariage elle n'avoit eu que trois fois l'évacüation périodique, dont la suppression, à chaque fois, a annoncé une grossesse. La dernière fois que cette évacüation avoit paru, c'étoit le 20 Février 1763; & au commencement de Juillet suivant, c'est-à-dire, environ quatre mois & demi après, elle sentit son enfant remüer. A la fin d'Octobre, elle sentit des douleurs pour accoucher, & cependant elle n'accoucha que le 17 Janvier suivant.

M. Petit ne semble pas moins pénètré que M. le Bas de

de la vérité de ce fait, & paroît avoir une prédilection particulière pour l'observation de Madame Reffatin. Mais est-il impossible que la femme Renault (c'est le nom de la femme du Bucheron) ne soit devenüe grosse que plusieurs semaines après le tems où elle a cru l'être; & le mouvement qu'elle sentit, au mois de Juillet, prouve-t-il que dès-lors elle fût grosse de quatre mois & demi? N'y a-t-il point de femmes qui sentent le mouvement de leur enfant, non point au quatrième mois & demi, comme c'est l'ordinaire, mais dès le terme de trois mois, & même quelquefois plûtôt (a), ce qui peut très-bien être arrivé à la femme Renault? *Faut-il être grand Physicien* pour ne pas ignorer une chose aussi triviale? Y a-t-il rien de plus déraisonnable que de saisir un fait du côté du merveilleux, pendant qu'il y a une manière très-naturelle & très-plausible de le prendre? Voudroit-on enfin nous persüader que les choses les plus conformes à l'ordre physique doivent avoir moins de droit à notre croyance que l'infaillibilité de la docte Matrône Madame Reffatin?

L'Academie des Sciences. On trouve dans l'histoire de cette illustre Compagnie, pour l'année 1753, le récit d'un fait dont voici le précis exact.

Une femme du Bourg de Joüare (la nommée Pequigna) mariée en 1748, après six semaines de mariage, eut tous les signes de la grossesse, excèpté seulement celui qui est regardé comme le moins équivoque. Au huitième mois il sortit du lait par le sein. Le 23 Décembre Pequigna sentit des douleurs dans les reins & dans le ventre. Les douleurs cessèrent

(a) La même femme, aux premières grossesses, peut ne sentir le mouvement de son enfant qu'au quatrième mois & demi, quelquefois même qu'au cinquième, même plus tard encore, & cependant, à des grossesses postérieures, le sentir dès trois mois, & même deux mois & demi.

après trois jours, & sa santé fut très-bonne jusqu'au mois de Février 1749, où elle sentit quelque pesanteur qu'une saignée fit cesser. Le ventre & le sein devinrent fort enflés. M. Térède, Chirurgien de l'Abbaye de Joüare; M. Sorbait, Chirurgien des Mousquetaires; M. Guibert, Médecin de Colommiers, & M. Winslow, jugèrent que cette femme étoit grosse. Au mois d'Août, dix-huitième mois de la grossesse, l'évacüation menstrüelle, de rouge qu'elle étoit, devint blanche, mais continüa exactement. Pequigna sentit remüer son enfant, mais M. Térède ne put le sentir. Le ventre étoit tendu comme un balon. Toute l'année 1750 se passa sans aucun changement, sinon que les jambes se désenflèrent. Le 5 Janvier 1751, il survint des douleurs qui cessèrent, puis revinrent. Enfin, le 7 Janvier, la femme accoucha d'un garçon qui n'avoit que le volume ordinaire. Cette grossesse est supposée de trois ans. Le 28 Février 1753, on disoit Pequigna encore grosse de vingt-trois mois; &, au 29 Novembre 1756, cet état continüoit, c'est-à-dire, qu'on la disoit grosse de cinq ans. La grosseur de son ventre portoit six pieds & demi de tour. Elle disoit sentir le mouvement de son enfant, & se portoit très-bien.

Le témoignage des Médecins & des Chirurgiens, ni même celui de M. Winslow sur la date de la grossesse de Pequigna, ne doit pas ôter le droit d'y opposer des objections. M. Winslow, lorsqu'il constata la grossesse, étoit déja fort avancé en âge. Malgré l'étendüe d'un sçavoir que personne ne peut lui contester, il étoit homme, & a pu se tromper. Pequigna avoit, dit-on, tous les signes de la grossesse. Il ne lui manquoit que celui sur lequel il y a le plus à compter. Mais n'étoit-ce donc rien que l'absence de ce signe, sans lequel on doit toujours rester en doute? Au dix-huitième mois Pequigna sentit, ou crut ſentir, le mouvement de ſon enfant; mais M. Térède convient de bonne foi qu'il ne put le ſentir. Le ventre étoit tendu comme un balon, ſymptôme plus propre, lui ſeul, à exclure toute idée de groſſeſſe, que tous les autres enſemble n'étoient capables de la faire préſumer. Les jambes, qui étoient fort enflées, ſe déſenflèrent, ce qui ne pouvoit pas arriver, ſi l'enflure eût été cauſée par une groſſeſſe. Enfin l'enfant, ſuppoſé avoir reſté trois ans dans le ventre de ſa mère, n'étoit pas plus gros qu'un enfant ordinaire. Peut-on croire, d'après toutes ces circonſtances raſſemblées, que la groſſeſſe ait exiſté pendant les vingt-ſept premiers mois des trois ans dont on ſuppoſe ſa durée. La raiſon éclairée des connoiſſances phyſiques relatives à cet objet ne peut jamais ſe prèter à cette ſuppoſition. Ce n'eſt pas tout, l'Hiſtorien de l'Académie ajoute qu'au 29 Novembre 1756, on diſoit Pequigna encore groſſe, & groſſe de cinq ans. Or, depuis ce tems juſqu'ici, il s'eſt écoulé plus de huit ans, qui, avec les cinq ans ſuppoſés, font treize ans. Le reſte de l'hiſtoire s'eſt perdu. On n'en a pas eu de nouvelles, quelque intérêt qu'euſſent à en donner les Narrateurs de la première groſſeſſe. Concluons de ce ſilence que la ſeconde n'a pas eu lieu. Les Obſervateurs s'y ſont donc trompés: &, ſi cela leur eſt arrivé, dans cette ſeconde occaſion, pourquoi, ſur la date de la première groſſeſſe, n'auroient-ils pas été ſéduits auſſi par des ſymptômes qui, à en juger même par leur propre récit, ſont plus qu'équivoques? Ce fut M. Baron le jeune, auſſi connu par ſon ſçavoir, que par la probité ferme & exacte qui le caractériſe, que l'on chargea de préſenter & de lire à l'Académie l'hiſtoire de Pequigna. Mais les faits qui y ſont contenus ne l'ont pas ébranlé au point de l'empêcher d'honorer notre première Conſultation de ſa ſignature; ce qu'il étoit incapable de faire, pour peu qu'ils lui eussent paru concluans. Pour que le nom de l'Académie, sous lequel ils paroissent, n'en impose pas à contre-tems, il est bon d'avertir les personnes qui peuvent l'ignorer, que cette Compagnie insère, non dans la suite des Mémoires, mais dans l'histoire seulement, les faits qui lui paroissent curieux & pouvoir être de quelque utilité, mais qu'elle n'entend nullement en cautionner la vérité (*a*).

WAGNER & HEISTER. Il s'agit ici d'une Dissertation ou Thèse, *sur un part de treize mois*, soutenüe par le premier de ces deux Auteurs, & d'un supplément à la Dissertation, fait par le second. *Helmstadii*, 1727.

Au mois d'Août 1719, une fille de trente ans épouse un homme de presque cinquante-neuf, qui meurt subitement au mois de Décembre. Aussi-tôt après, la veuve déclare à son Médecin qu'elle est grosse. Il lui prend une perte : le Médecin la traite. Au mois d'Avril 1720, elle dit sentir remüer son enfant ; son ventre grossit. Au mois de Septembre elle croit qu'elle va accoucher, & demeure dans le même état jusqu'aux premiers jours de 1721, où elle accouche d'un enfant foible, & qui avoit les sutures du crâne déjointes. Ce fait excite des murmures. La Faculté d'Helmstad est consultée, & déclare qu'il est clair comme le jour, *sole meridiano clarius*, (*b*) que l'enfant est légitime.

Plusieurs années après que la Thèse de Wagner est soutenüe, Heister est appellé à Wolffenbutel, lieu de la scène. La curiosité le porte, dit-il, à aller

(*a*) M. Petit qui œconomise tous ses avantages avec la plus rare prudence, n'oublie point d'avertir que l'histoire de Pequigna est signée du Bailli du lieu & d'un Notaire, ce que ne dit pas l'Historien de l'Académie.

(*b*) Il faut avoir la vüe bien perçante pour appercevoir la lumière à travers des nuages si épais.

voir la veuve du Libraire (de Freitagius); mais Meisner, qui étoit garçon, de boutique de celui-ci, & qui, depuis sa mort, avoit continüé de régir le commerce sous la veuve, l'avoit épousée. C'étoit, dit Heister, un fort honnête homme, & bien famé. Il avoit été témoin de tout ce qui s'étoit passé. Heister, finement, à ce qu'il prétend, entre en conversation avec Meisner, en lui demandant s'il avoit rapporté beaucoup de livres de la Foire de Leipsick. Enfin il lui demande ce qu'est devenu l'enfant de treize mois; s'il vit; comment il se porte? Meisner fait venir l'enfant, qui étoit une fille de sept ans. De-là Heister, souriant & faisant de petites feintes, *subridens & quasi dubitans*, lui demande si réellement cet enfant est de Freitagius: Meisner l'assure *sur son Dieu & sur ce qu'il y a de plus sacré*, que le fait est vrai; que la veuve n'avoit pas quitté sa boutique; qu'elle étoit chaste, de bonnes mœurs; qu'elle n'avoit reçu aucun homme que son Médecin; qu'il ne lui avoit vu (lui Meisner) pour compagnie, que sa mère & ses amies, & que, quoiqu'on l'eût soupçonné d'avoir eu des habitudes avec la veuve, il juroit & prenoit Dieu à témoin que ces soupçons étoient sans fondement, & que la veuve s'étoit toujours comportée très-sagement; que des parens du défunt, gens mal intentionnés, avoient voulu intenter un procès, & déférer la chose au Prince; mais qu'après y avoir réflèchi, ils avoient abandonné une succession opulente *qui eût bien pu leur être adjugée.*

Ce n'est pas tout, la veuve de Freitagius épouse Meisner. Elle a de lui un enfant qu'elle porte treize mois, puis un autre encore qu'elle porte autant de tems; enfin elle devient encore grosse, & périt cette fois d'une fausse couche, au cinquième mois de sa grossesse.

Heister cite, comme *témoin oculaire* de la première groſſeſſe, Burkhard, Médecin du Duc Auguſte Guillaume (*Auguſti Villelmi*) de Brunſwick & de Lunébourg (*a*).

Le précis exact qu'on vient de lire, ne peut que faire admirer, dans Heiſter, cette ſimplicité nationnale qui le caractériſoit, qualité auſſi eſtimable que peu commune, mais qui, ſi elle eſt d'un grand prix dans la pratique de la morale, peut devenir, dans la recherche des choſes phyſiques, une ſource d'erreur & d'égarement. Si l'honnête homme, dans le commerce de la ſociété, doit bannir de ſon cœur les ſoupçons qui peuvent s'y élever ſur la conduite d'autrui, le Phyſicien, de ſon côté, ne doit jamais faire un pas, ſans être armé de ce doute philoſophique, que Deſcartes eut la gloire d'inſpirer à ſa poſtérité, & dont il ne ſçut pas toujours faire l'utile uſage qu'il avoit ſi bien indiqué. Le Phyſicien ne doit jamais rien admettre de contraire à l'ordre connu de la nature, que ſur des preuves équivalentes à une démonſtration. Fondés ſur ces principes, qu'il nous ſoit permis d'obſerver que Heiſter ſe contente, pour preuve de la

(*a*) On voit que Heiſter ſe fonde ici ſur le témoignage de ***Burkhard***, Médecin du Duc *Auguſte Guillaume* de Brunſwick. M. le Bas, toujours ingénieux & fécond en reſſources, pour ſe ménager une autorité de plus, feint d'ignorer que les Allemands écrivent en latin ***Willelmus***, pour Guillaume. Il incorpore fort adroitement ce nom parmi ceux de pluſieurs Médecins que cite Heiſter, & dit, *pag.* 114 de ſes nouvelles Obſervations: *Burkhard*, ajoute M. Heiſter, *Willelmus*, *Hoffman*, *Valentin*, *&c.* *regardent ces accouchemens* (retardés) *comme très poſſibles.* Nous ne nous ſerions pas attendus à voir traveſtie en Docteur une Alteſſe Séréniſſime, que nous croyons ne s'être jamais beaucoup occupée de faire des traités, ni de donner des déciſions ſur des queſtions medico-légales.

C'eſt encore, ſans doute, dans la vue de doubler une autorité, qu'au même endroit il nomme, d'après Heiſter, la Faculté d'*Helmſtad*, comme protectrice des longues groſſeſſes, & que, d'une autre part, *pag. 56* de ſa Queſt. import., il appuie la même opinion de l'autorité de la Faculté qu'il appelle de *Juliers*, & qui réellement s'appelle *Julia*, parce qu'elle a retenu le nom de *Jules* de Brunſwick Wolfenbutel ſon Fondateur. M. le Bas a penſé, ſans doute, que ceux à qui il n'a point confié le ſecret qu'il emploie pour la multiplication ne ſe douteroient pas que la Faculté qu'il nomme de *Juliers* & celle d'*Helmſtad* ſont la même Faculté.

réalité du part de treize mois, de la déclaration, des sermens de Meisner, & du témoignage du Médecin Burkhard. Mais celui-ci pouvoit-il, sur la date de la première grossesse, avoir d'autre notion que la déclaration de la veuve Freitagius, qui, de même que bien d'autres femmes, pouvoit s'être crüe grosse quatre mois avant de l'être en effet ? Quant à Meisner, n'est-il pas visible qu'il assure ce qu'il ne peut sçavoir, lorsqu'il jure sur son Dieu que le fait concernant la grossesse de treize mois est vrai, & que la veuve, depuis la mort de son mari, n'a vu d'autre homme que son Médecin ? Avant donc que de croire un fait aussi étrange qu'une grossesse de treize mois, un Physicien raisonnable doit commencer par s'interroger lui-même, & se demander si le fait ne peut pas s'interprèter d'une manière naturelle ?

Commençons par présumer une liaison de sentimens entre la femme de Freitagius & Meisner. La jeunesse de l'un & de l'autre, la douce habitude de vivre sous le même toit, l'âge déja avancé du mari sont autant de circonstances qui favorisent cette idée. Le mariage, contracté subséquemment entre ces deux jeunes personnes, ne peut que la confirmer. Supposons, d'une autre part, que la veuve, aussi-tôt après la mort de son mari, se soit crüe grosse sans l'être, & que, quelques mois après, elle le soit devenüe réellement, pour s'être livrée prématurément au goût qu'elle avoit pour Meisner, dont elle devoit faire son époux. L'opinion qu'elle avoit d'être grosse dès la mort de son mari, étoit une raison pour différer la célèbration du mariage convenu entre Meisner & elle. L'accouchement, par l'évènement, se trouvant trop tardif de quatre mois, elle a profité, comme elle le devoit, de la déclaration qu'elle avoit faite à Burkhard son Médecin, & soutenu qu'elle avoit été grosse pendant treize mois. Heister fait bien une partie de l'objection que nous faisons ici, & il croit y avoir répondu, en convenant que, cette première fois, elle pouvoit avoir des raisons pour donner le change, & soutenir son premier dire. *Mais que dira-t-on*, ajoute-t-il, *des deux autres grossesses, depuis son mariage avec Meisner? Il ne restoit plus alors aucun intérêt de tromper.* Est-il possible que Heister ne l'ait pas apperçu cet intérêt? Il étoit aussi réel que jamais. N'y avoit-il pas eu des murmures, n'avoit-on pas accusé Meisner de vivre dans la plus grande intimité avec la veuve de Freitagius? Les héritiers de celui-ci n'avoient-ils pas voulu attaquer la légitimité du posthume? Croit-on que la décision de la Faculté d'Helmstad eût fermé entièrement la bouche aux intéressés? Il falloit leur imposer silence; & il n'y avoit pas de meilleur moyen de le faire, que de donner, à l'avenir, aux grossesses de la femme de Meisner, l'apparence de grossesses de treize mois. On ne sçauroit disconvenir que cette explication ne soit de la plus grande simplicité. Nécessairement liée à l'ordre physique, elle n'a rien que de très-conforme à l'ordre moral, & si la décence n'y est pas rigoureusement conservée, au moins ne s'y trouve-t-elle point blessée gravement. Ici tout se concilie avec la raison; &, dans le système de Wagner & de Heister, tout la choque, tout la révolte, & il n'y a rien qui ne contrarie les observations de tous les siècles, & le sentiment des plus sages Ecrivains & des Observateurs les plus éclairés. Faudra-t-il donc que, par respect pour un Anatomiste de grande réputation, & pour son élève, nous nous soumettions aveuglément à croire plûtôt un prodige (mais que disons-nous un prodige! oui, & un prodige trois fois répété dans la même personne) par préférence à une chose très-naturelle, très-possible

&

& qui ſe trouve parfaitement d'accord avec les principes de la Phyſique & la raiſon ? Quoi, la femme de Meiſner aura porté trois enfans conſécutivement pendant treize mois après la mort de ſon premier mari ? Il vaudroit autant dire, en vérité, que le ſoleil a rétrogradé trois fois, ou que les fleuves ſont, trois fois, remontés vers leur ſource. Cela ſuppoſe un bouleverſement dans l'ordre de la nature, dont la raiſon eſt violemment offenſée, & à l'idée duquel il eſt impoſſible qu'elle puiſſe ſe prèter.

Autorité légale.

Nous ne nous ſommes pas propoſé de réfuter toutes les autorités de cette eſpèce que nous oppoſent les Conſultans adverſes. Elles ſont toutes ſi défectüeuſes, que Meſſieurs les Juriſconſultes, chargés de la défenſe des héritiers de Charles, n'auront pas bien de la peine à les anéantir. Elles ne ſont pas du reſſort de notre miniſtère ; &, ſi nous entreprenons ici d'en combattre une, c'eſt que, d'un côté, elle appartient purement à la Phyſique. Nous voulons parler de l'Arrêt rapporté par du Freſne, *J. des Aud. Par.* 1678, *tom.* 1, *pag.* 710, & que nous n'avons pas encore aſſez réfuté dans notre première Conſultation.

Renée de Villeneuve, quoique cenſée venüe au monde onze mois preſque révolus après la mort du mari de ſa mère, fut déclarée légitime par cet Arrêt de Grand'Chambre du Parlement de Paris, rendu le 6 Septembre 1653.

On expoſa, pour la mère, qu'au neuvième mois de ſa groſſeſſe elle ſentit des douleurs pour accoucher, & que, ſi ſon accouchement fut retardé de deux mois par-delà, le sèxe de l'enfant & ſa foibleſſe, le chagrin de la mère & la vieilleſſe du mari en avoient été cause. Mais, dans notre première Consultation, *pag.* 11 & 12, nous avons fait voir que toutes ces causes prétendües de ratardement, loin d'avoir l'effet qu'on leur attribüe, en ont un tout-à-fait opposé, & qu'elles tendent toujours à faire avancer l'accouchement, au lieu de le retarder. Il seroit inutile d'entrer, sur cet objet, dans une plus grande explication, vû que, vers la fin de cette réponse, nous aurons occasion d'en dire davantage.

On allègua encore aux Juges un principe très-faux; sçavoir, que *la naissance des hommes n'a point de tems limité, comme celle des animaux : les uns*, disoit-on, *naissent à sept mois, les autres à dix, à onze. A douze mois la naissance est encore possible.* Et, pour appuyer cette doctrine, on citoit Aristote, Galien, Pline, Plutarque, Avicenne, Averroez, Albert le Grand, Riolan, du Laurens, Fontanus, Schenkius.

D'une part, la bonne idée qui fut donnée de la sagesse de la mère, & de l'autre, les autorités dont nous parlons déterminèrent les Juges. Mais, des Auteurs que nous venons de nommer, une partie étoient de vieilles Idoles qu'encensoit la crédulité publique, & l'autre n'étoit autre chose que l'écho de leur voix. Quelques-uns aussi étoient mal entendus, & on leur attribüoit une opinion qu'ils n'avoient pas. On peut se convaincre, par exemple, *pag.* 13, 14 & 15 de cette Consultation, que, ni Aristote, ni Galien, n'ont pas donné à la grossesse plus d'étendüe que le commencement du onzième mois. *Pag.* 16, 20, 24 & 29, nous avons prouvé que Pline, Avicenne, Averroez & Schenkius, relativement aux absurdités dont leurs ouvrages sont remplis, étoient indignes de toute considération & de toute confiance. A la page 29 & 31, on a vu que du Laurens & Riolan n'ont fait que répèter les menſonges de leurs anciens, & n'ont eu d'opinion que la leur. Pour Fontanus, *pag.* 70, on voit que c'eſt fauſſement que les défenſeurs de Renée de Villeneuve lui attribüèrent l'opinion des longues groſſeſſes, & qu'il eſt du ſentiment contraire. A l'égard de Plutarque, l'avantage qu'on prétendit en tirer eſt uniquement fondé ſur ce que, *de Hiſt. Philoſoph.*, il dit que l'opinion de Timée étoit *que le part pouvoit ſe porter douze mois.* Cette autorité n'eſt-elle pas bien compétente pour pouvoir ſervir de baſe à un jugement ſur une queſtion de la plus grande importance? Daignerons-nous parler d'Albert le Grand? Dans le petit recueil des ſecrets donnés ſous ſon nom, *Lyon* 1752, *pag.* 35, il eſt dit qu'il arrive *à quelques femmes d'accoucher dans le dixième, le onzième mois, & même quelquefois plus tard.* Tout le monde ſçait ce que c'eſt que ce pitoyable recueil, & quel fond on doit faire ſur une pareille autorité. Si l'on veut ſe donner la peine de revoir les articles de cette Conſultation, auxquels nous venons de renvoyer, on n'aura nulle peine à ſe convaincre que la religion des Juges fut ſurpriſe par les fauſſes allégations qui furent faites, & par l'inſuffiſance des autorités dont on ſe ſervit.

M. Petit, *pag.* 35, nous parle de ce Jugement ſous le nom de l'*Arrétiſte* (c'eſt ſans doute du Freſne qu'il a voulu dire); puis, à la page 39, il reparle encore de la même affaire ſous le nom de M. le Nain, Avocat Général, dont il rapporte les paroles. Mais, comme il prend la précaution de ne point avertir de l'identité de la choſe compriſe dans ces deux articles, qui ſont ſéparés par pluſieurs autres, les perſonnes qui ne ſont point au fait peuvent très-bien croire qu'il s'agit de deux Arrêts différens, ſur deux eſpèces de même nature, d'autant, qu'excèpté la légitimité accordée au part de onze mois, qui eſt le fait eſſentiel, les circonstances présentées sous le nom de l'Arrêtiste, & sous celui de M. le Nain, ne se ressemblent point; ensorte que rien n'est si facile que de donner dans ce piège, & de prendre, pour double, un objet qui n'est que simple. Si cette observation (ainsi que d'autres que nous avons faites, ou que nous ferons dans la suite) n'est pas fort utile à éclaircir le fond de la question, au moins prouve-t-elle qu'on à fait tout ce qu'on a pu pour l'embroüiller.

Après avoir, par la réprésentation des textes, donné moyen d'évalüer les autorités qu'on nous oppose, l'ordre, que nous nous sommes proposé, demande que nous tenions la même conduite, par rapport aux Auteurs qui n'admettent pas les enfans à la légitimité, passé le commencement du onzième mois.

Autorités contre les longues grossesses.

HARVÉE, *de partu*, pag. 260 & 261, Lond. 1651, dit : *Il y a eu ici, depuis peu, une femme qui (à la connoissance de plusieurs personnes) a porté pendant seize mois, un enfant, qu'elle a senti se remüer ça & là pendant plus de dix, & qu'enfin elle a mis au monde vivant. Mais ces sortes de choses sont du nombre de celles qui arrivent rarement. C'est pour cela que Spigel reprend à tort le Jurisconsulte Ulpien, de ce qu'il n'a voulu admettre à la légitimité aucun enfant né après le dixième mois. En effet les Loix, ainsi que les préceptes des Sciences, ne peuvent s'appliquer généralement qu'aux choses qui sont dans la règle & dans l'ordre. Outre cela, il faut convenir qu'il y a beaucoup de femmes rusées & trompeuses, qui, poussées par l'appas du gain, ou par la crainte d'être punies ou dèshonorées, sont semblant d'être grosses, & se parjurent. On sçait aussi que d'autres se trompent, en se croyant grosses sans l'être.*

On voit bien clairement que, si Harvée ne nie pas

l'histoire qu'on lui a faite d'une grossesse de seize mois, il n'en est pas moins ferme dans ses principes. Quoiqu'il l'admette à titre de chose rare, cela ne l'empêche point de rejetter les longues grossesses; &, suivant ce qu'il établit ici, il est très-certain que s'il eût été consulté sur notre espèce, il n'eût pas pris la défense de Renée. M. Petit, *pag.* 25, ne laisse pas de le mettre au nombre de ceux qui protègent les accouchemens tardifs. Il est vrai qu'il se contente de le nommer, & n'en cite pas un mot.

THOMAS BARTHOLIN, *de insolitis partûs viis dissert. nova, Hagæ Comit.* 1740. Dans cet ouvrage, Bartholin ne parle point des grossesses ordinaires, mais de celle-la seulement où les enfans, morts & putréfiés dans le ventre de leur mère, sont sortis par des voies extraordinaires, après y avoir fait un séjour de plusieurs années, ou bien s'y sont dessèchés ou pétrifiés sans en sortir. Mais Bartholin n'entend pas que l'on prenne ces cas pour de longues grossesses. Il dit, pag. 8, *Ni dans la femme dont je parle, ni dans d'autres cas semblables, que l'on a coutume de faire passer pour de longues grossesses, on ne peut pas dire que le terme de l'enfantement soit prolongé; car la grossesse finit au moment où l'enfant meurt; & un fœtus, mort dans le ventre de sa mère, ne mérite plus le nom de part.* On avoit dit à Bartholin que les enfans de la femme dont il parle avoient remüé pendant quatre années dans son ventre, mais il n'en veut rien croire. *Je ne donne pas volontiers*, dit-il, *dans des histoires ainsi faites, & je n'y ajoute foi, qu'autant que j'y vois un degré de probabilité fondé sur la raison & sur le cours ordinaire de la nature.* Il attribüe le mouvement, que croyoit sentir la mère, à des flatuosités, ou bien à ce que les violentes douleurs qu'elle souffroit ne lui permettoient pas d'avoir un sentiment bien net du mouvement de ses enfans. Il dit de plus, pag. 14. *Je crois que le mouvement imaginaire des jumeaux dépendoit d'une effervescence d'humeurs corrompües dans le ventre, & de la pourriture des chairs, qui subsista jusqu'à ce qu'elles fussent consommées, & qu'il ne restât plus que les os. Je ne vois pas d'autre raison du prétendu prolongement de grossesse. J'aime mieux la règler sur le terme ordinaire, que d'adopter le système des longues grossesses.....* Puis, pour appuyer son dire, il cite un passage d'Hippocrate, que nous avons déja rapporté plus haut, *lib. de Nat. pueri.*

Si quelques femmes ont cru porter leur enfant plus de dix mois, ce que j'ai souvent entendu dire, voici comme elles induisent en erreur. Lorsque leur matrice se gonfle, à l'occasion des flatüosités qui se rassemblent dans le ventre, alors elles croient être grosses.

FONTANUS. *Colon. Allobrog.* 1613. Cet Auteur est regardé par M. Petit, *pag.* 25, comme Partisan des accouchemens tardifs. Mais M. Petit se contente de le donner pour tel, sans rapporter de preuve de son assertion. Il est vrai que Fontanus semble incliner d'abord pour ce sentiment; cependant il s'en faut bien qu'il finisse par y demeurer attaché. *Pag.* 130 de ses ouvrages, il dit: *Et, l'an* 1602, *les excellens Docteurs en Médecine de Montpellier, Messieurs Hucher, Varandel, d'Orthoman, & Vincent, ont attesté, par écrit, que noble Dame de Cardes,* (a) *Languedocienne, d'une grande chasteté, a mis au monde des enfans légitimes aux termes de douze mois, de seize, de vingt & de vingt-quatre; &, l'an* 1607, *M. Boq, Docteur en Médecine, m'a écrit qu'il lui avoit parlé à Aramon, comme elle étoit déja grosse de vingt-quatre mois..... Puisqu'il n'y a point de*

(a) Cette Dame s'appelloit de Cardet. Fontanus & beaucoup d'autres qui en ont parlé ont corrompu son nom. Elle étoit de Beaucaire.

tems fixé pour l'accouchement, sentiment qui paroît vrai, à-cause des histoires qui attestent des parts à différens termes, nous pouvons pourtant répondre, conformément au sentiment d'Hippocrate, que les choses rares & insolites ne doivent pas être comprises dans les règles de l'art, & qu'elles sont au-dessus du sçavoir humain. Le Juge doit, dans une espèce particulière & extraordinaire, s'enquérir des mœurs & de la réputation de la femme qui déclare qu'elle est accouchée au-delà du terme ordinaire & accoutumé. Hippocrate a dit que l'art ne roule que sur les choses qui arrivent communément. Conclüons donc, suivant Hippocrate, dans l'autorité de qui les Juges ont une pleine confiance, qu'aucun enfant, suivant la loi de la nature, & dans la pluralité des cas, ne peut atteindre le onzième mois lunaire de conjonction, & que cela ne peut être censé arriver qu'en vertu d'une erreur de calcul de la part d'une femme.

N'est-il pas démontré, par ce passage, que si Fontanus semble se laisser d'abord entraîner à l'avis des anciens, tels que Pline & Aulugelle (car il les cite) on voit que ce n'est que pour ne les pas contredire ouvertement, & qu'en dernier lieu il établit, ainsi qu'Harvée, des principes tout-à-fait opposés à l'opinion erronnée.

Nous ne devons pas quitter cet article sans faire observer que le fait rapporté par Fontanus sur la dame de Cardes, se trouve à la *page* 34 de la quest. import. de M. le Bas, sous le nom de Faber, cité par Sennert. Cela n'empêche pas M. le Bas d'en reparler encore comme d'une chose neuve, à la *page* 94 de ses nouv. observ. où il la met sous le nom de d'Orthoman, qui conta le fait à Peiresc, Conseiller au Parlement de Provence, qu'il visitoit comme Malade. Mais M. le Bas dit qu'il consent à ne pas faire usage de ce fait. Quelles que soient ses intentions à cet égard, il est certain que la Comtesse de Cardes, qui consultoit les Médecins de Montpellier sur ses grossesses de douze, seize, vingt & vingt-quatre mois, étoit folle suivant le témoignage de Saporta, de plusieurs autres Médecins de Montpellier & de Gassendi qui a écrit la vie de Peiresc. On peut voir sur cela Bartholin, *de insolitis partûs viis, page* 11.

JEAN LANGIUS, à ce que prétend M. le Bas (*pag.* 71 de ses n. observ.) *rapporte un accouchement de onze mois.* Or, dans cet Auteur, Epistol. Medicinal. 39. *p.* 738. Francof. 1589. on ne trouve rien moins que ce qu'annonce M. le Bas. Langius y raconte, à un de ses amis, que, faisant route, on l'appelle au secours d'une femme qui se disoit grosse de douze mois, souffroit beaucoup & ne pouvoit accoucher. Langius pour la consoler lui dit : *Soyez tranquille ; ne vous abandonnez point au désespoir; l'heure de votre accouchement, que vous n'attendez plus, arrivera. Les Philosophes & les Poëtes n'ont pas fixé seulement l'accouchement au neuvième, mais aussi au onzième mois. Hippocrate a appris aux Jurisconsultes, que les enfans posthumes peuvent naître au dixième mois, & Massurius a dit que L. Papyrius le Préteur, a accordé la possession des biens à un posthume que sa mère déclaroit avoir porté treize mois.* Qui peut disconvenir, d'après ce passage, que c'est se joüer des Juges, de sa Partie & du Public, que d'avancer que Langius, à l'endroit cité, rapporte un accouchement de onze mois. Car cet Auteur ne prétend point ici établir un point de doctrine. Il y est même apparent qu'en rapportant à sa malade des exemples d'accouchemens tardifs, il lui faisoit un mensonge officieux, dans la vüe de lui donner bonne esperance.

AMATUS LUSITANUS, dit M. le Bas, au même endroit que ci-dessus, *appuie le récit de cette histoire* (de Langius) *par la citation d'un autre accouchement*

arrivé

arrivé au même terme (de onze mois) *dont Brassavola fait mention.* Voici ce que dit Amatus Lusitanus, curat. medic. cent. 1. *pag.* 86. Venet. 1557. *Anne. ... après avoir soigneusement remarqué le tems de la conception, accoucha, au terme de dix mois trois jours, d'un enfant qu'elle avoit porté ce tems.* Un peu plus bas il ajoute: *Le premier enfant d'Hercule Duc de Ferrare, est de dix mois, comme tout le monde le sçait, & comme Brassavola le rapporte.* Nous sommes honteux, pour M. le Bas, d'avoir si souvent à relever, dirons-nous ses méprises, ou son infidélité? Quoi qu'il en soit, il est certain qu'à l'en croire, Amatus Lusitanus est pour les longues grossesses, & qu'à consulter cet Auteur, il est bien réellement pour nous, puisqu'il cite l'exemple de deux parts dont l'un est de dix mois trois jours, & l'autre de dix mois seulement. Nous devons remarquer qu'il n'a dû en faire mention que parcequ'il les a regardés comme des évènemens qui étoient nouveaux pour lui, & extraordinaires.

Caspari Posneri Geneantropologia, Ien. 1692. Tab. 31. *Pierre d'Apône*, dit cet Auteur, *assure qu'il est né au onzième mois; &, comme de pareils exemples sont rapportés par plusieurs Auteurs, dont la plûpart sont suspects, cela a excité des disputes entre les Sçavans, sur le véritable sens d'Hippocrate & d'Aristote. Il faut sur cela consulter Fréderic Bonaventure, François Valeriola, Paul Zacchia, Alphonse à Carranza & Henningius Arnisæus. Au reste, parmi ceux qui reconnoissent des parts de onze mois, il n'y en a peut-être pas un qui les qualifie de parts que l'on voie souvent, & qui soient conformes aux loix de la nature.* Posner peut-il s'expliquer d'une manière plus nette & plus formelle contre les accouchemens tardifs, qu'en renvoyant son lecteur à cinq Auteurs qui ne les admettent point, & qu'en disant que le témoignage de ceux qui les admettent est ſuſpect, & qu'ils les regardent comme hors de l'ordre naturel ? M. le Bas n'héſite pourtant pas, *pag.* 72 de ſes n. obſerv. à mettre Poſner au rang de ceux qui adoptent les groſſeſſes de onze mois.

PHILIPPE VERHEYEN. Cet Auteur, dans ſon Anatomie, Brux. 1710, tom. 2. cap. 22. *pag.* 382, diſcute très-nettement la queſtion, puis conclut dans les termes ſuivans : *Qu'il demeure donc pour réglé & arrêté que le tems le plus commun de la geſtation, pour l'eſpèce humaine, eſt de neuf mois, un peu plus, un peu moins ; &, ſi je puis compter ſur ce que j'ai obſervé & ſur le calcul des femmes, il y a plutôt quelques jours de manque, que d'excèdent.*

JOANNES GOTHOFREDUS BERGERUS *de naturâ humanâ, cap. de partu, pag.* 486.

Car ceux qui ſuivent Ariſtote & Pline, & qui en conſéquence veulent que les animaux aient un tems marqué pour mettre bas, & que l'homme au contraire n'en ait point pour naître, ſe fondent ſur des hypothèſes qui n'ont rien de certain, ou ſur les ſignes trompeurs de la groſſeſſe, & prennent le change par des erreurs de calcul ; enſorte que Zacchia, dans ſa première queſtion medico-légale, les accuſe à bon droit d'être des menteurs. En cet endroit il prouve, par de ſolides raiſons, que Dieu a fixé un terme à la naiſſance également certain pour les hommes & pour les animaux, ſçavoir la fin du neuvième, ou le commencement du dixième mois ſolaire de la conception..... & les parts qui ſe font en deçà, ou au delà de ces limites, ſont cenſés arriver par une violence extérieure, ou par une maladie interne : & aucun de ceux-là ne doit être réputé conforme à l'ordre de la nature.

M. HALLER, dans ſes notes ſur les prélections de Boerrhaave, tom. 5. part. 2. *pag.* 310. s'explique ainſi: *J'eſtime que les parts parfaits de onze mois, de douze, & même plus ſont très-rares, & que jamais on ne doit les admettre, à moins qu'on ne trouve une cauſe très-manifeſte de retard dans une maladie de langueur que pourroit avoir la mère.*

LALAMANTIUS. *In Galeni libr. 3. de diebus decretoriis commentarii, Lugd.* 1559. *lib.* 2. Cet Auteur agite, on ne peut pas mieux, la queſtion. Il cite les Médecins anciens, les Poëtes, les Hiſtoriens, les Naturaliſtes, & finit par dire:

Vous voyez, lecteur, combien les ſentimens ſont nombreux & partagés ſur le terme de la naiſſance des hommes, & la durée de la geſtation. Quoiqu'on puiſſe dire qu'on auroit beſoin, non pas d'un Dieu de Carton; mais de Dieu même deſcendu du ciel pour juger la diſpute; j'oſerai cependant dire ce que je penſe, &, autant qu'il me ſera poſſible, je conclurrai en peu de mots, fondé ſur l'axiôme que j'ai cité plus haut d'après Hippocrate & Galien, que l'homme, de même que les animaux, a ſon tems fixé pour naître, & que le neuvième mois eſt le terme, avant, & paſſé lequel l'accouchement d'une femme ne peut plus être naturel.... Je ne voudrois pas cependant pouſſer la rigueur au point de diſconvenir que quelque fois l'accouchement ne puiſſe précéder ou excéder ce terme, mais d'un peu plus ou moins de jours ſeulement...... &, quand je dis le neuvième mois, j'entends le mois ſolaire. La durée de la groſſeſſe contient deux cens ſoixante-dix jours, paſſé lequel terme, l'accouchement ne ſçauroit être retardé de pluſieurs jours.

LUDOVICUS BONACIOLI. *Enneas muliebris ex Spachio, pag.* 138. *cap.* 8. Le titre du chapitre porte, *En combien de mois l'enfant vient-il au monde?* Et l'Auteur dit tout de ſuite. *Parmi les miracles de la nature, c'en eſt un bien grand, & auquel nul autre ne peut ſe comparer: c'en eſt un qui excelle par-deſſus tous les autres, qu'après qu'elle a fermé très-étroitement l'orifice de la matrice, pendant le cours de neuf mois, elle* l'ouvre par son propre instinct, lorsque le fœtus a acquis son plus haut *degré de perfection.*

JOANNES RUFFIUS ex Spachio. *De legitimo partûs tempore.* C'est aussi le titre du chapître, page 174. *Le neuvième mois étant prêt d'arriver, la nourriture commence à manquer à l'enfant dans le ventre de sa mère, à cause du volume qu'il a acquis.*

LEVINUS LEMMIUS de occultis naturæ miraculis Francof. 1604. *Au reste il y en a plusieurs qui, après avoir passé le neuvième mois révolu, arrivent jusqu'au dixième. Ce sont ceux qu'Hippocrate appelle parts de dix mois, lorsque le dixième mois lunaire est commencé & non fini. Or ce mois lunaire est de vingt-huit jours.*

MERCURIALIS *Pisanæ prælectiones Francof.* 1602. *pag.* 325 & 326. Cet Auteur discute très-amplement & très-clairement la question, & finit le chapître par ces paroles bien remarquables & bien précises. *Ce qu'Avicenne & d'autres anciens Auteurs rapportent sur les parts de onze, de douze & de quatorze mois est fabuleux, ou bien il faut dire que les femmes se sont trompées par l'interception du flux périodique qui s'arrête quelquefois chez celles qui ne sont point grosses; & cela jusqu'au second & troisième mois avant la conception; ou bien ces grossesses prolongées sont un stratagème inventé par des Médecins qui veulent mettre à couvert la réputation d'une femme. Et, quoique l'Empereur Adrien ait admis les parts de onze mois à la légitimité, contre l'avis des Jurisconsultes dont Plutarque fait mention dans son Alcibiade, sentiment qui a été confirmé dans la suite par Justinien, par Ulpien; il ne faut pas croire pour cela qu'il naisse souvent des parts retardés, touchant lesquels Aristote a dit ou qu'ils n'existent pas dans la nature, ou qu'ils n'ont point vie.*

MERCATUS *de sterilium & prægnantium affectibus Venet.* 1619. *pag.* 331, 332 & 333. Il tient fortement pour le ſentiment d'Hippocrate dont il interprète très-nettement tous les paſſages relatifs à la matière qu'il traite. Il finit par dire : *Je penſe bien que quelquefois, ſoit à cauſe de l'excès de nourriture dont le fœtus forme ſon accroiſſement, ſoit parce que la mère ſera fatiguée, ou d'une compléxion trop foible, l'accouchement pourra être retardé de pluſieurs jours; mais cela eſt très-rare & peut paſſer pour un prodige.* Et Hippocrate, *lib. de nat. pueri, nie que la groſſeſſe puiſſe paſſer plus de dix mois, & s'exprime ainſi.....* Nous ne tranſcrirons pas le paſſage d'Hippocrate parceque nous l'avons cité au commencement de cette Conſultation. Nous finirons ſeulement par obſerver que Mercatus ſuit le calcul d'Hippocrate, & ne compte que quarante ſemaines dans les dix mois, qui font deux cens quatre-vingts jours, ou neuf mois dix jours, & même quelques jours de moins ſi l'on compte par mois lunaires.

PERDULCIS, Lug. 1649. Phyſiol. lib. 1. cap. 7. pag. 117. *Le terme le plus favorable eſt celui de neuf mois. Hippocrate, dans ſon livre* de carnibus, *le fixe à deux cens quatre-vingts jours, & dans celui* de octimeſtri partu *à quarante ſemaines, ce qui répond à dix mois lunaires. Quelquefois la groſſeſſe peut s'étendre juſqu'à dix mois. C'eſt le plus long terme qu'ait fixé Hippocrate, ſur l'autorité duquel les Juriſconſultes ont arrêté qu'après dix mois, le part ne ſeroit pas admiſſible à ſuccéder. C'eſt pour cela que Juſtinien, dans la novelle 39, a décidé que la groſſeſſe ne pouvoit pas s'étendre juſqu'au onzième mois. On ne doit pas adopter le ſentiment d'Ariſtote ni d'Aulugelle, qui étendent la groſſeſſe juſqu'à onze mois, à moins que l'on n'entende le commencement & non la fin de ce mois.* On voit ici que Pardoux eſt préciſément du ſentiment d'Ariſtote, quoiqu'il n'ait pas compris le ſens de ſes paroles; car nous avons démontré que ce Philosophe n'entend parler que du commencement du onzième mois.

FERNEL. Par. 1567. Physiol. lib. 7. pag. 170. *Le fœtus, vers le neuvième mois, devenu plus grand, ayant, comme je l'ai dit, besoin d'une plus copieuse nourriture, ne peut plus souffrir d'être renfermé dans le ventre de sa mère.*

ETMULLER, Francof. ad Moenum 1688. Tom I. de læsione partûs. *Quant au terme de la grossesse, le fœtus doit voir le jour au neuvième mois finissant, ou au commencement du dixième. Ceux qui naissent à ce terme sont légitimes & viables.*

FELICIS PLATERI praxis medica Basil. 1625. *pag.* 440. *Non seulement le part de dix mois, mais aussi celui de sept est légitime. Mais, si le fœtus passe le terme de dix mois, qui est le terme naturel, & où se doit faire l'enfantement, & que, parvenu à maturité, il ne se montre pas au jour, ou que la matrice contienne une môle, & qu'elle ne sorte point, cela ne mérite pas le nom de part.*

DE BARRE, *de veri partûs terminis, Lugd.* 1666. L'Auteur explique, avec le plus grand détail, la doctrine d'Hppocrate sur le terme de l'enfantement, & tient fermement pour le Prince de la Médecine. C'est tout dire qu'à la fin du Précis qui est à la tête de l'ouvrage, il s'exprime ainsi : *Au reste le terme de l'enfantement & celui de la gestation ne sont point le même, & la raison en est que le terme de l'enfantement ne passe jamais le dixième mois, sçavoir deux cens quatre-vingts jours, au lieu que le tems de la gestation va plus loin, & s'étend souvent jusqu'à plusieurs années, & que les fœtus qui restent dans le ventre de la mère plus de deux cens quatre-vingts jours, ou viennent au monde morts, ou, s'ils sont retenus dans le ventre, s'y putréfient, ou s'y dessèchent, ou bien enfin périssent avec leur mère.*

Roderici a Castro *medicus politicus, Hamburgi* 1614. *lib.* 4. *cap.* 12. *pag.* 262. L'Auteur cite un ouvrage qu'il a composé antérieurement, & dit: *Nous penſons très-fermement que le part légitime ne vient que dans le ſeptième, le neuvième & le dixiéme mois. Ceux qui, en cas d'abſence du mari, viennent plus tôt ou plus tard, ſont illégitimes, comme nous l'avons fait voir plus amplement dans l'ouvrage indiqué plus haut.* Or cet ouvrage eſt intitulé: *De naturâ mulierum*, Hamburgi. 1603, dans lequel *lib.* 4. *cap.* 3. *pag.* 108. il explique le ſentiment d'Hippocrate avec la plus grande clarté. Le paſſage eſt trop long pour pouvoir être rapporté.

Tardin. *Diſquiſitio medica, de eâ quæ undecimo menſe peperit, Turnoni* 1640. Nous avons, dès la page 13, annoncé cette diſſertation qui eſt ſi claire, ſi ſimple, ſi préciſe & ſi concluante, qu'après en avoir fait lecture, on ne peut pas avoir le moindre doute ſur la manière dont a penſé Hippocrate ſur le terme de la groſſeſſe. Ceux qui ne voudront pas la parcourir toute entière, pourront ſe contenter de lire depuis la page 16, juſqu'à la page 22, incluſivement.

Nicolaï Hobokeni *anatomia ſecundinæ humanæ cum annexo ſpicilegio epiſtolarum. Traj. ad Rhen.* 1669. *pag.* 87. Il prétend, à propos des parts de onze, de douze mois & au-delà, que ce que l'on dit ſeulement du dixième doit être réformé par la différence qui ſe trouve entre la manière de calculer des Anciens & la nôtre: puis il ajoute..... *Ce que l'on dit du onzième mois & au-delà, doit être rejetté par les perſonnes ſages, comme quelque choſe de fabuleux, de chimérique, d'illuſoire & de mauvaiſe foi..... Bien plus, l'audace téméraire de certains Médecins eſt ſouvent portée à tel point, que pouſſés par la ſoif de l'or & du gain qui peut leur en revenir, ils aimeront mieux, pour mettre à couvert l'honneur & la réputation d'une femme d'importance; se livrer à une opinion erronée, que de protéger la vérité, pour laquelle reclame l'expérience & leur propre conscience.*

ORTLOB. Differt. Anatomico-Physiol. Lipsiæ, 1697. *Comme je me persuade à peine que le terme de la naissance soit fixé à un instant que l'on doive nécessairement atteindre, sans jamais le passer; je pense qu'il y a plusieurs causes qui, en retenant plus long-tems le fœtus dans la matrice, éloignent l'accouchement, ou bien l'avancent d'une ou deux semaines, sans que l'un de ces cas puisse passer pour un avortement, ni l'autre pour un accouchement contre nature. Le terme le plus commun & le véritable, s'il en faut croire l'expérience, est d'environ neuf mois, si l'on compte par mois solaires, qui sont de trente jours, & non par mois lunaires, qui ne sont que de vingt-huit. Car, de ces derniers, il en faudroit dix. Si donc on veut compter par semaines, l'accouchement ne se fera guère avant la trente-huitième, & n'ira guère plus loin que la quarantième, pourvu que l'enfant soit légitime, & non de contrebande, & trop tardif.*

DOLÆUS. *Encyclopædia medica, Francof. ad Moenum* 1684. L'Auteur, *pag.* 935 & 936 de cet ouvrage, s'exprime ainsi: *Le tems fixé pour la naissance de l'homme, par presque tous les Médecins, est la fin du neuvième mois de grossesse, chose dont la vérité s'observe toujours; que le fœtus soit vivant, ou mort.*

WEDELIUS, *Physiolog. reform. Ienæ.* 1688. *pag.* 612. n°. 1. s'explique dans les termes les plus clairs & les plus précis. *Le fœtus humain a, pour naître, un tems fixe & déterminé. C'est ici qu'on peut appliquer:*

Est modus in rebus; sunt certi denique fines:
Quos ultrà, citraque, nequit consistere rectum.

La durée de la grossesse est donc de deux cens quatre-vingts vingt jours, ou quarante ſemaines, neuf mois dix jours, en les comptant pour trente jours comme Hippocrate. Tout cela fait trente-neuf ſemaines complettes : enſorte que l'accouchement ſe fait préciſément dans le cours, ou à la fin de la quarantième ſemaine : & quoique cela ſe faſſe avec latitude d'un jour ou deux, ce n'eſt pas choſe importante. Wedelius parle enſuite du fœtus viable à ſept mois, puis ajoute..... *On ne doit pas écouter ceux qui diſent que l'on peut avoir une naiſſance prématurée, ſçavoir, à cinq ou ſix mois, ou tardive comme à onze, à douze, à ſeize & plus, erreur dont Hippocrate explique la cauſe. Tel eſt mon ſentiment, quoi qu'en puiſſe penſer Spigel, dans ſa lettre ſur l'incertitude du tems de l'accouchement, & malgré ce que d'autres en ont écrit.*

Il n'eſt pas facile de trouver deux Auteurs qui s'expliquent avec autant de netteté, de force & de préciſion que Wedelius dont nous parlons, & Dolæus dont nous venons de parler. Celui-ci eſt ſtricte, & tient rigoureuſement pour la fin du neuvième mois; Wedelius n'accorde pas plus d'un jour ou deux par-delà la quarantième ſemaine. Cela n'a point empêché M. le Bas d'avancer, *pag.* 70. de ſes n. obſerv. que Dolæus, après avoir fixé *le terme de la naiſſance à neuf mois, l'étend enſuite ainſi que Wedelius :* ni de dire, pag. 72, *que Spigel, Cyprian & Dolæus ſont du même ſentiment.* Si l'on veut reporter les yeux aux pages 31 & 38 de cette conſultation, on verra d'abord que Spigel eſt partiſan des longues groſſeſſes, & que Cyprianus n'articule rien du tout ſur le terme de la groſſeſſe d'où l'on puiſſe inférer qu'il ait pris parti pour ou contre. Que prétend donc faire M. le Bas avec ces infidélités ? A-t-il eſpéré que tout ce qu'il a témérairement avancé ne ſeroit point relevé, & que ſa cauſe, à force d'être ſoutenüe par de fauſſes aſſertions, en deviendroit meilleure ?

DIEMERBROEK *Anatome corp. hum. Ultraj.* 1672. Il n'y a point d'Auteur qui s'explique avec plus de force de raisonnement, ni en même tems avec plus de précision que celui-ci. Le passage que nous allons en rapporter, suffiroit seul pour guérir de l'opinion des longues grossesses. On le trouve, Tom. I. *pag.* 376 & 377. Diemerbroek, après avoir rapporté le sentiment des Auteurs qui protègent les longues grossesses, mais spécialement celui de Pline, Avicenne & Schenkius, dit, *Mais toutes ces histoires sont vuides de sens, & ne sont fondées sur aucunes bonnes raisons, ni aucunes observations sures (mais seulement sur des rapports de femmelettes) auxquels certains sçavans ont donné la torture, pour leur faire prendre un air de vraisemblance. Mais, comme je tiens pour très-certain que le terme de neuf mois peut être prolongé de quelque peu de jours; je regarde aussi comme incroyable que ce retard puisse aller jusqu'à un mois, ni, à plus forte raison, à plusieurs; d'autant que, dans chaque individu de femme, l'augmentation de la chaleur, dont je parlerai dans la suite, ne peut se communiquer au fœtus que pendant neuf mois: passé lequel terme, il a besoin d'être rafraîchi par la respiration; & c'est pour cette raison qu'il tombe dans la nécessité de voir le jour. Il est manifeste que les protecteurs des longues grossesses ont trop précipité leur jugement sur le récit des femmes. Car, tout considéré, il y a quelque anguille sous roche, ou tromperie de la part de la femme, ou bien erreur de calcul: tromperie, si une femme qui a perdu son mari, restant sans enfans, a commerce avec un autre homme dont elle devient grosse, dans la vûe de joüir de la succession & des biens du défunt: alors elle lui attribüe un enfant dont elle accouche à onze, douze, treize, ou quatorze mois après sa mort: espèce de malice qui est si commune, que les tribunaux de toute la terre en retentiſſent. Et voilà la raiſon pour laquelle ces ſortes d'accouchemens tardifs n'arrivent qu'à des veuves, & très-rarement aux femmes qui vivent en parfaite union avec leurs maris. D'une autre part, la choſe peut arriver par erreur de calcul, parceque les femmes ont coutume de dater leur groſſeſſe de la première fois que l'évacüation menſtrüelle ſe ſupprime. Mais il peut arriver que cette ſuppreſſion arrive, & dure deux ou trois mois avant la conception, pour une autre cauſe que celle de la groſſeſſe. Alors, ſi une femme date de l'époque de la ſuppreſſion, elle ſe trompera, & cette erreur innocente fera croire que l'enfant eſt venu au onzième ou douzième mois, pendant qu'il eſt né réellement à neuf mois. Ariſtote, à l'endroit que j'ai cité, penſe que le gonflement du ventre peut induire à la même erreur.* Les femmes, *dit-il*, ignorent le commencement de leur groſſeſſe ſi, leur matrice s'étant tuméfiée, comme il arrive ſouvent, elles ſe mettent dans le cas de concevoir, & conçoivent effectivement; elles croient qu'il faut dater leur groſſeſſe du tems où elles en ont eu des ſignes apparens.

NENTERUS, Fundamenta Medicinæ, Argentor. 1718. *pag.* 63. cap. de Partu. *Le tems ordinaire de l'enfantement eſt la fin du neuvième mois ſolaire, ou du dixième mois lunaire; quoiqu'on trouve auſſi des parts de ſept mois, qui cependant portent toujours des marques d'imperfection.*

GOVEY *de partu tum naturali, tum violento.* Francof. ad Moen. 1719. *pag.* 104. *Quant au tems où le fœtus eſt cenſé avoir acquis ſa maturité, c'eſt celui de neuf mois complets; car, ſi l'enfant vient dès le terme de ſept ou huit mois, cela veut dire qu'il n'a pas reçu le dernier degré de perfection.*

WATERI Phyſiologia experimentalis, Wittembergæ, 1712. pag. 728. queſt. 6. *Ariſtote & ſes ſectateurs diſent que les animaux ont un tems fixe pour la naiſ-*

ſance, & que celui des hommes eſt incertain ; mais ils le diſent trompés par les ſignes équivoques de la conception, par les faux calculs, & par les faux rapports des femmes. Mais aujourd'hui il eſt prouvé que le terme de la naiſſance n'eſt pas moins déterminé par le Créateur pour les hommes, que pour les animaux. Ce terme ne peut ni anticiper, ni être retardé, ſans danger pour la ſanté de l'enfant. Il arrive, à la fin du neuvième mois, ou au commencement du dixième, avec une extenſion de quelques jours...... Mais l'obſervation de toutes les nations, continuée depuis tant de ſiècles, établit que la naiſſance arrive naturellement & ordinairement vers la fin du neuvième mois.

SCHELAMERI ars medendi univerſa, Wiſmariæ & Lipſiæ, 1747. vol. I. *pag.* 247. *Le terme de la groſſeſſe eſt fixé, vers la fin du neuvième mois, & le commencement du dixième. C'eſt-là que finiſſent les quarante-huit ſemaines, que, par un calcul reçu de tout le monde, j'adopte à l'imitation des anciens. Hippocrate dit*, le fœtus vient au monde après neuf mois & dix jours, ce qui contient exactement un nombre de ſemaines. *Cependant, qu'il y ait un ou deux jours de plus ou de moins, je l'accorderai volontiers, aux femmes même qui ſe piquent de prédire au juſte le jour où elles doivent accoucher.*

DEUSINGIUS, dans une lettre adreſſée à Thomas Bartholin, & inſérée dans les centuries de ce dernier, *Hagæ Comit.* 1740. *Centur.* 4. *pag.* 128, dit, en parlant du terme de l'accouchement : *Je crois que ce moment incertain doit plutôt être reſſerré dans le cours du dixième mois, qu'étendu au-delà.* Il ajoute, pag. 131. *Ce n'eſt pas ſans fondement que, tout conſidéré, il me ſemble qu'à grande peine un enfant peut être porté au-delà du tems fixé par Zacchia, qui eſt dix jours par-delà dix mois.*

HAMBERGER, Phyſiologia medica, Jenæ, 1751,

pag. 780 *Pour qu'un part ſoit bien naturel, il faut qu'il vienne au monde le plus près qu'il ſoit poſſible de la fin du neuvième mois.*

Roederer, *Elementa artis obſtetriciæ, Gottingæ,* 1753. *pag.* 47. *Titulo Theoria partûs.* L'Auteur s'explique ainſi. *Il n'eſt donné à perſonne de pouvoir expliquer pourquoi l'accouchement arrive à la fin du neuvième mois ſolaire. Nous n'avons pas la connoiſſance des cauſes qui déterminent le période de la naiſſance, parceque nous ne pouvons pas calculer le rapport des forces avec les réſiſtances.*

La Faculte' de Leipsick. On peut revoir ce qu'aux pages 43, 44 & 45 nous avons remarqué au ſujet de deux Décrets ou Jugemens de cette Faculté, dont l'un accorde la légitimité à un part d'un an treize jours, & l'autre la refuſe à celui qui n'a que dix mois neuf jours. Il eſt inutile de répèter ici ce que nous en avons dit. Nous nous contenterons d'ajouter qu'il eſt contre toute apparence que ces deux déciſions, données à ſix ans & demi de diſtance l'une de l'autre, & auſſi contradictoires qu'elles le ſont, aient été prononcées par les mêmes Docteurs. Perſonne ne peut nier que celle qui accorde la légitimité au part de douze mois treize jours, eſt contre toutes les règles, & que par conſéquent celle qui doit ſubſiſter eſt celle dont nous nous autoriſons.

Henningius-Arnisæus, que nous allions oublier, eſt, de tous les Auteurs, celui dont M. le Bas a ſçu tirer le meilleur parti, & cela par un ſtratagème tout-à-fait nouveau, mais cependant bien ſimple, dont voici tout le myſtère. *Pag.* 42 de ſa Conſult. import. il dit, d'une part : Henningius *fait entendre qu'il ne peut y avoir abſolument un terme préfix pour l'accouchement.* D'une autre part, à la page 52, il nomme pluſieurs Auteurs qui, ſuivant lui, admettent des groſſeſſes de onze mois, & gliſſe adroitement, dans cette liste, *Arnisæus:* au moyen de quoi, cette moitié du nom de l'Auteur se trouve séparée de l'autre par une distance de dix pages. Il est vrai que le mal est presque réparé à la page 52, & qu'*Henningius* s'y trouve un peu rapproché d'*Arnisæus*, mais non pas pourtant assez pour que les deux moitiés puissent se rejoindre, puisque M. le Bas a nommé, entre-deux, plusieurs Auteurs, qu'il dit (quoique faussement) tenir pour les longues grossesses: *car sans parler*, poursuit-il, *d'*Arnisæus, *de Spéronius, de Barre, de Dodonæus, d'*Henningius, *écoutons ce que disent les plus modernes, &c.* On voit qu'ici d'*Arnisæus* à *Henningius* la distance, quoique petite, est encore assez grande pour, d'un Auteur, en faire deux. M. le Bas a pensé sans doute qu'il en étoit de même des Auteurs, que de ces insectes aquatiques que les Physiciens ont trouvé le moyen de multiplier, en les mettant en pièces. Nous eussions infailliblement succombé sous le nombre des autorités, s'il lui fût venu dans l'esprit d'appliquer sa méthode à des noms capables de donner, par la division, un produit plus considérable, tels, par exemple, que celui de Denis-Jean-Frédéric Orth, dont nous avons parlé plus haut. Ne perdons pas, dans cette occasion, le moment de rendre justice à M. Petit. S'il s'est égaré, ce n'est pas pour avoir (comme ci-devant) suivi de trop près les traces de M. le Bas. Il s'en est un peu écarté, en ce que, laissant *Arnisæus* à l'écart, il n'a cité qu'*Henningius*. *Avicenne*, dit-il, pag. 24, *étoit persuadé que l'accouchement d'une femme pouvoit être retardé jusqu'au quatorzième mois.* Henningius *l'a pensé de même d'après l'autorité d'un si grand homme.* Au reste, si ces Messieurs se sont séparés dans leur marche, la séparation n'a pas été durable; ils ont trouvé bientôt un point de ralliement, en ce que tous deux ils ont fait de notre Auteur un protecteur des longues grossesses, pendant que jusqu'ici nous avons peu cité de Médecins qui les frondent avec moins de ménagement que lui. Voici ses propres paroles. *Disquisit. de Partûs Hum. Term.* Francof. 1641. *Henningius-Arnisæus* est d'autant plus digne d'attention qu'il concilie, à merveille, Aristote avec Hippocrate. *Pag.* 223. il dit : *Au reste quand nous considérons avec attention ce qu'ont dit ces deux Auteurs, nous ne trouvons pas entre eux la plus legère contradiction. Car, pour commencer par Aristote, il n'affirme pas, au livre 7. chap. 4, de son histoire des animaux, que le onzième mois soit un terme commun pour toutes les femmes, mais que quelques-unes l'atteignent, c'est-à-dire, accouchent au commencement du onzième mois. C'est pour cela qu'Aristote ne reparle plus ailleurs du onzième mois, soit parcequ'il n'est pas commun à toutes les femmes, soit parceque son commencement est confondu avec la fin du dixième. C'est ce qu'Hippocrate s'occupe de démontrer dans ses livres sur le fœtus de sept, & sur celui de huit mois, en disant que le fœtus de dix mois, & celui de onze, sont au même terme.* Enfin, *pag.* 226. notre Auteur conclut ainsi, à propos des grossesses prolongées dont Pline & Aulugelle font mention : *Si l'on a écrit que quelques enfans restent dans le ventre de leur mère passé le commencement du onzième mois, terme approuvé de tout le monde, comme ils sont très-rares, & n'ont point de cause dans la nature, si ce n'est une cause monstrüeuse, on peut assurer, à juste titre, qu'ils ne naissent pas naturellement, mais par forme de prodige.* On voit à présent qu'*Henningius-Arnisæus* (soit que, suivant M. le Bas, on divise son nom en deux parties pour doubler son autorité, soit qu'avec M. Petit on n'en emploie que la moitié) n'en est pas plus favorable à ces Messieurs. Nous pouvons dire aussi la même chose de Mauriceau, & de M. Levret. M. Bertin se fonde beaucoup sur l'autorité du premier, M. le Bas, sur celle de l'un & l'autre, & M. Petit se contente de dire, *pag.* 28, que *MM. Mauriceau & Levret, sans se décider d'une manière bien précise, sur la question présente, laissent cependant entrevoir qu'ils inclinent à admettre la réalité des naissances tardives.* Il s'agit de démontrer que, quoiqu'il y ait quelque différence dans le jugement que portent nos Consultans adverses, ils en viennent encore dans cette rencontre, comme presque toujours, au même point de réunion qui est d'en imposer, ou, s'ils l'aiment mieux (car il est juste qu'ils choisissent) de se tromper tous trois. M. Bertin, *pag.* 10, dit que Mauriceau, quant à la légitimité, n'a pas pris sur lui de décider la question, mais qu'il renvoie à Schenkius. Delà M. Bertin infère que Mauriceau étoit pour les longues grossesses, & que renvoyer, comme il fait, *à Schenkius qui est le plus zèlé* (c'est-à-dire le plus outré) *défenseur des accouchemens tardifs, c'est dire modestement que ces sortes d'accouchemens sont légitimes.* M. le Bas, *pag.* 91, de sa quest. import. dit que *Mauriceau renvoie prudemment aux observations de Schenkius qu'il a reconnu pour l'ouvrage le plus authentique & le plus fidèle, où l'on reçoit l'instruction la moins équivoque sur le terme des accouchemens.* Quoique Mauriceau renvoie à Schenckius (mais non point avec le trait d'éloge dont M. le Bas le gratifie en passant) ce n'est pas qu'il soit, à beaucoup près, du sentiment de cet Auteur : mais sentant que c'est une chose très-délicate, pour un Accoucheur célèbre, que de s'ouvrir trop nettement sur une pareille matière (& l'on en sent la raison de reste) il a d'abord hésité entre ce qu'il devoit à la politique & à la vérité ; mais cela n'a point empêché qu'ensuite il n'ait dit son sentiment d'une manière très-ferme, & très-ouverte.

MAURICEAU donc, *Traité des maladies des femmes*

mes grosses, *Paris*, 1694, *page* 204. dit : *Aussi voyons-nous des femmes accoucher de leurs enfans six semaines & deux mois devant, & quelquefois presque un mois après le terme ordinaire* (qui selon lui est neuf mois) *mais cela est assez rare ; car la matrice, n'étant capable d'extension que jusqu'à un certain degré, ne peut supporter son fardeau que peu de tems après que le terme de neuf mois est passé.* A la pag. 538. il est encore bien plus précis & dit : *Les femmes portent le plus ordinairement leur enfant dans le ventre neuf mois entiers. Quelques-unes le portent encore plusieurs jours par-delà ce terme ; mais on n'en voit point qui passent entièrement le dixième mois.*

M. Levret, à la fin de son traité des Accouchemens, Paris, 1761, a joint des réflèxions sur les aphorismes de Mauriceau. *Pag.* 409, au sujet de la dernière proposition que nous venons de citer de cet Auteur, M. Levret n'est pas tout-à-fait de son avis, & dit : *Si elle peut s'accélèrer de deux mois* (la nature) *pourquoi ne pourroit-elle pas être en arrière d'un ?* La différence de son avis, à celui de Mauriceau, consiste donc uniquement en ce que celui-ci ne croit pas que l'accouchement puisse être retardé jusqu'au dixième mois complet, & que M. Levret pense qu'il peut s'étendre jusqu'à ce terme, qui, malgré cette extension, est encore fort éloigné de celui de Renée. Cela n'empêche point que M. le Bas, *pag.* 100. de ses n. observ. n'interprète en sa faveur le texte de M. Levret. S'il n'est pas convaincu, après ce que nous en venons de transcrire, nous ajouterons que, requis par un parent de Renée, de donner son sentiment sur sa grossesse, M. Levret trouva le fait si peu conciliable avec ses principes, qu'il ne voulut jamais prendre sur lui de prononcer ce qu'il ne pensoit pas. Pour ne pas contredire M. le Bas, lorsqu'il a la raison de son côté,

M

nous ne ferons qu'applaudir aux justes éloges qu'il donne à M. Levret sur sa célèbrité, & sur son mérite.

M. ASTRUC, aussi consulté par le parent de Renée, a tenu exactement la même conduite & fait refus de donner son avis. Il met actüellement sous la presse un ouvrage, sur les maladies des femmes, où il traite, dans un chapître particulier, la question des accouchemens tardifs, & se déclare bien positivement contre cette fausse doctrine. On doit faire quelque estime, ce nous semble, du sentiment d'un homme rempli des connoissances les plus étendües, les plus profondes, & qui, pendant une très-longue carrière, n'a cessé d'étudier, d'enseigner & d'exercer sa profession avec la plus haute distinction: dont la réputation enfin, bien justement acquise, est en honneur, non-seulement dans cette capitale, mais encore dans tout l'univers lettré. On peut bien juger que nous ne nous serions pas compromis jusqu'à faire parler, comme nous faisons, MM. Astruc & Levret, si nous n'y étions pas autorisés par leur consentement. Ils nous l'ont donné si formellement, que nous n'avons pas à craindre d'être contredits.

M. DE BUFFON Philosophe, à qui (c'est tout dire) aucune partie de la Physique n'est inconnüe, & aussi actif à s'instruire, que fait pour éclairer les autres, est cité par MM. le Bas & Petit. Ils font ce qu'ils peuvent, tous deux, pour s'étayer d'une autorité d'aussi grand poids que la sienne. Mais, quelque torture qu'ils s'efforcent de donner à ses paroles, ils ne parviendront jamais à le ranger de leur parti. Au lieu d'interprèter son texte, qui au reste ne nous est nullement défavorable, nous nous contenterons de rapporter les dernières paroles de la lettre qu'il a écrite à M. Louis, & qui se trouve, *pag.* 37 & 38 du supplément de ce dernier. C'eſt de Renée même que parle M. de Buffon. *Vous voyez, Monſieur, que nous différons d'opinion; mais, en même tems, je n'ai garde d'étendre le terme de l'accouchement naturel auſſi loin qu'il le faudroit, pour que l'enfant de votre Dame appartînt à ſon père*, c'eſt-à-dire, au mari de ſa mère.

M. Puzos, l'un des plus habiles & des plus expérimentés Accoucheurs de cette Capitale, dont la probité étoit généralement reconnue, donna, il y a douze ans & plus, une conſultation, ſur laquelle, par Arrêt de Grand'Chambre du Parlement (dont la date ſe trouve dans la ſeconde édition de Denizart) un poſthume, dont étoit accouchée la veuve Marſille, un an après la mort de ſon mari, fut déclaré illégitime. Quant à la conſultation, elle ſe trouve jointe au Mémoire fait dans l'inſtance pour les héritiers, par Me. Rouſſelet, Avocat. Il eſt à remarquer que la déciſion eſt beaucoup plus ſtricte que ne le demandoit l'eſpèce. M. Puzos finit par dire: *Quoique ces cas ſoient rares* (de retardement) *on les a vu arriver; mais ces délais de naiſſance n'ont jamais paſſé le dixième mois. Ils n'ont pris que huit, dix, ou quinze jours par-delà les neuf mois.*

Venette, de la génération de l'homme, à Cologne, 1702, *pag.* 125. & ſuiv. En parlant de ceux qui ont beaucoup d'expérience, l'Auteur dit: *Ils ont remarqué, comme j'ai fait dans les Hopitaux & par tout ailleurs, que la nature conſerve toujours un tems fixe & déterminé, pour les accouchemens qui ſe font ſelon ſes ordres, & que les enfans, les plus accomplis & les plus tempérés, naiſſent toujours dans les dix premiers jours du dixième mois, & le plus ſouvent à la même heure du jour qu'ils ont été faits.......* Il obſerve que *les enfans, en France, ſont déclarés légitimes, lorſqu'ils naiſſent depuis les dix premiers jours du ſeptième mois, c'eſt-à-dire, depuis le cent quatre-vingtième jour de leur conception, jusqu'aux dix premiers jours du onzième mois, sçavoir, jusqu'au trois cens cinquième jour ; tellement que, devant ou après ce tems-là, j'oserois dire qu'on doit les estimer bâtards ou supposés...... Par un autre Arrêt, cette illustre Compagnie déclara illégitime un autre enfant qui étoit né le douzième jour du onzième mois, après la mort de son père.* Il a voulu dire du mari.

DIONIS. Traité des Accouchemens, Paris, 1718. *pag.* 195. *Tous les animaux ont leur terme fixé pour porter leurs petits, les uns plus long, les autres plus court ; mais celui de la femme est règlé à neuf mois accomplis. Ce terme est une loi si positive, qu'il n'y a pas une femme qui en soit dispensée. Celles qui nous disent qu'elles ont porté leurs enfans plus ou moins de tems, ont souvent eu leurs raisons ; il ne faut pas que le Chirurgien soit assez crédule, pour les en croire sur leur parole ; mais il ne faut pas aussi qu'il entreprenne de leur prouver que cela ne peut être, car quelquefois leur honneur est intéressé à soutenir ce qu'elles nous disent.*

Il y a une infinité de femmes qui se trompent de bonne foi sur le jugement qu'elles font de leurs grossesses, par exemple, celles qui auront eu quelque chose les deux premiers mois, nous assurent être accouchées à sept mois, parce qu'elles s'imaginent n'être devenües grosses qu'après que cela leur a manqué. D'autres soutiennent être accouchées dans le quatrième mois, sur des apparences trompeuses qui leur faisoient croire qu'elles étoient grosses de deux mois, avant qu'elles le soient devenües ; mais les unes & les autres se trompent.

Il est des occasions où l'on ne doit pas soutenir affirmativement ce principe : une jeune femme, qui accouchera au bout de sept mois, accouchera d'un enfant aussi formé, que s'il étoit venu à neuf. Une veuve qui, dix ou onze mois après la mort de son mari, lui donnera un successeur : une femme qui accouchera quelquefois onze mois, ou un an, après le départ de son mari, ira-t-on dire que l'un & l'autre fait est impossible ? Il y va de l'honneur de ces personnes. Il faut pour lors que le Chirurgien paroisse persüadé que le fait est possible, qu'il leur cite quelques Auteurs qui rappellent de pareilles histoires, & qu'il se défende honnêtement d'en dire son sentiment, pour éviter le désordre & le déshonneur qu'un aveu trop sincère causeroit à toute une famille.

Pour ne rien oublier, parlerons-nous de Salomon, de Menandre & de Virgile, dont M. le Bas, *pag.* 33. de sa question importante, fait un assez grotesque assemblage ? Parlerons-nous aussi de Plaute qu'il cite en un autre endroit ? Si nous étions réduits à la même indigence de preuves que l'est M. le Bas, nous pourrions encore œconomiser ces autorités quelqu'incompétentes qu'elles soient. Mais d'aller citer, en matière de Physique, des traits d'un Auteur sacré, & de trois anciens Poëtes ? Quelle folie ! Ce n'est cependant pas la plus grande que M. le Bas ait faite en cette occasion, puisque les quatre Auteurs, qu'il revendique, n'ont parlé que de parts de dix mois, & que, par conséquent, ils sont de notre côté. Nous aurions préféré, à la place de M. le Bas, lui qui aime tant le Grec, de citer ces deux vers d'Homère qui auroient bien mieux fait son affaire, d'autant qu'il y est question d'enfans de douze mois.

Χαῖρε γύναι φιλότητι, περιπλομένου δ' ἐνιαυτοῦ
Τέξεις ἀγλαὰ τέκνα· ἐπεὶ οὐκ ἀποφώλιοι εὐναὶ
Ἀθανάτων (*a*).

(*a*) Odyss. lib. 11. Homère met ces vers dans la bouche de Neptune. Ce Dieu dit à Tyro, après avoir usé de ruse & de surprise avec elle : *Rejouissez-vous de mon amour. La compagnie des Dieux n'est jamais sans effet. Après l'année révolüe, vous mettrez au monde de beaux enfans.*

Auteurs de Jurisprudence Médicinale.

BONAVENTURÆ URBINATIS, &c. Francof. 1601. *pag.* 374. col. 2 & 3. Cet Auteur assure que *le part, qui vient passé le commencement du onzième mois, est illégitime. Et plus bas il ajoute. C'est une chose opposée à la nature de l'espèce humaine que d'enfanter au onzième, ou au douzième mois: ensorte que ce sont deux choses contradictoires qu'un enfantement vienne au onzième & soit naturel: parce que ce qui est proprement contre les loix de la nature ne peut pas être naturel.*

CASPARI DE REIES *Elysius Jucund. quæst. campus. Brux.* 1661. Cet Auteur étoit Médecin de la ville de Carmone dans l'Andalousie. *Pag.* 688 *quæst.* 90. il présente, en fait d'autorités & de raisonnemens, tout ce qu'il y a de plus fort en faveur des accouchemens tardifs, sans que tout cela fasse la moindre impression sur lui. Il va jusqu'à se faire, à lui-même, une très-sérieuse objection, & dit que la loi des dix mois paroît bien dure, & *qu'il est bien rigoureux qu'un innocent, pour être venu au monde par-delà le terme fixé par la loi, ou, pour être venu plus tôt, faute de l'avoir observée, soit privé de sa fortune, comme s'il avoit été en sa puissance de naître plus tôt, ou plus tard.* Mais de Reies répond tout de suite: *On a bien fait de ne tenir aucun compte de cette objection, & on les a exclus des successions, pour ne pas tomber dans le danger de faire une loi de ces cas rares & suspects.* Il cite ensuite un beau passage des annales de Tacite, l. 3. *Il est impossible que la loi ne soit pas injuste dans quelques cas; car on ne peut exiger autre chose d'une loi, que d'être utile au plus grand nombre des hommes.* Delà Gaspard de Reies finit ainsi: *En fait de choses sujettes aux loix, il faut examiner les faits rares avec la plus grande attention, la plûpart du tems les mépriſer, parceque, loin d'être utiles à la* loi, elles vont à ſa deſtruction, puiſque, le plus ſouvent, elles procèdent du *dol & de la fraude.* On n'imagineroit point que M. le Bas voulût tirer parti de cet Auteur, parceque, dit-il, *pag. 67.* n. obſerv. Gaſpard de Reies *attribüe la variation, qu'il y a dans la naiſſance des hommes, aux diffèrens états où ſe trouvent les mères.* Que ce ſoit par un motif ou un autre que Gaſpard de Reies ſe décide, il eſt certain qu'il eſt fortement décidé contre les longues groſſeſſes.

Zacchiæ, quæſt. Medico-Legales, Francof. 1688. tom. 1. pag. 73. *De ce que j'ai dit ci-deſſus, tirons pour concluſion que la naiſſance de l'enfant peut être diffèrée quelque peu de jours par-delà le dixième mois, en prenant même que ces dix mois ſoient entiers. Mais auſſi nous devons reſtreindre le nombre de ce peu de jours, à un nombre déterminé; car je ne penſe pas que jamais la choſe puiſſe arriver au-delà de dix jours: & encore arrive-t-il très-rarement que l'accouchement s'étende juſqu'à ces dix jours.*

Ammann in Irenico, dit *que les poſthumes qui paſſent le terme ordinaire de la groſſeſſe, ſont attribüables à une erreur de calcul, ou aux ruſes & à la fourberie des femmes.* Schurigii Embryolog. Dreſdæ & Lipſiæ, 1732.

Alberti Juriſprud. Medicin. tom. 3. Schneebergæ, 1733. On trouve, à la fin de ce volume, une diſſertation où la queſtion eſt fort amplement traitée. L'Auteur incline fort pour ne pas admettre légèrement les parts retardés. Il dit, *pag. 174.* in fine: *Quoique le part de dix mois, & celui du onzième commençant, paſſe pour légitime, cependant les femmes qui procèdent malicieuſement, & qui veulent tromper, préſentent un tel part comme s'il étoit légitime, & le font regarder comme tel.* Cela n'empêche point l'Auteur d'admettre à l'examen une grande quantité de causes qui, suivant lui, peuvent retarder l'accouchement : mais il sera très-facile de démontrer que ces causes ne peuvent pas produire l'effet qu'il leur attribüe. C'est ce que nous rendrons sensible ci-après.

HEBENSTREIT, Doyen & Professeur de la Faculté de Leipsick. *Antropologia forensis*, *Lipsiæ*, 1751. Il convient que, quoique l'Empereur ait étendu le terme de la grossesse jusqu'au dixième mois révolu, il peut survenir tel cas *où l'accouchement n'arrive qu'au commencement du onzième mois*; &, *pag.* 192, il répète encore que, *comme il est possible que l'accouchement soit différé jusqu'au commencement du onzième mois*, il va *rapporter les causes de ce retard*.

BAIERI, *Doct. Philos. Altorfini Introd. ad med. forens.* Francof. & Lips. pag. 22. *C'est pourquoi on ne peut guères regarder comme viable & légitime d'autre part, que celui qui vient le neuvième mois ou au commencement du dixième; car ceux qui viennent plus tôt doivent être regardés comme des avortons. Quant à ceux qui viennent plus tard, sçavoir, au onzième ou douzième mois, il faut compter qu'à leur égard il y a erreur de calcul, ou qu'ils sont bâtards.*

LOW D'ERSFELD. *Theatrum Medico-Juridicum*, Norimberg. 1725, *pag.* 21, *in fine*, §. 41. *Les accouchemens après le dixième mois (à deux ou trois jours près, qui ne font pas une grande différence) nous paroissent prodigieux, fabuleux, très-rares & très-faux, tels que ceux qu'on nous raconte à treize, quatorze, quinze, seize, dix-sept, dix-huit, dix-neuf, vingt-un mois, &c.*

Ibid. pag. 23, in fine, §. 43. *Le part humain, selon nous (conformément au sentiment d'Hippocrate & des Jurisconsultes), peut souffrir un délai de quelque peu de jours par-delà le dixième mois. Je dis peu de jours, c'est-à-dire, deux ou trois, ou, tout*

tout au plus, quatre, mais non pas dix, ni quinze. Car les Médecins regardent ces parts comme monſtrüeux & contre nature.

Goelike, *Medicina Forenſis*, Francof. 1723. Cet Auteur n'eſt pas auſſi décidé, ni auſſi ferme que les précèdens. Quoiqu'il ſemble admettre des parts de onze & douze mois, cela ne l'empêche pourtant pas de dire, page 23 : *Il faut cependant que la latitude que nous accordons ſoit règlée avec poids & meſure, parcequ'autrement il eſt à craindre que nous ne donnions entrée à la fraude & à l'impoſture, & que nous ne donnions toute liberté à la licence effrènée des femmes impudiques.*

Bohnius, *Circulus Anatomico-Phyſiologicus*, Lipſiæ, 1686, *pag.* 34, *tit. de Partu.* Cet Auteur penſe (contre le ſentiment d'Ariſtote & de Pline) que les animaux ne ſont pas plus exempts que l'eſpèce humaine, de la variation du terme, mais qu'ils y ſont ſujets ſeulement en ce qui concerne ſon avancement, qu'il fait dépendre avec raiſon des cauſes, tant externes qu'internes, de maladies. Mais il ſoutient qu'il n'en eſt pas de même du retardement. *Je ne vois pas*, dit-il, *pourquoi on accuſeroit la nature d'imprudence ou d'injuſtice, principalement lorſqu'on voit qu'elle a règlé un terme fixe & invariable pour la durée du ſéjour de l'enfant dans le ſein de ſa mère. En effet, neuf mois ſolaires après la conception, ou dix mois lunaires, il quitte ſa priſon pour paroître au jour.*

Dans un autre Traité intitulé : *De Officio Medici Clinici ac Forenſis*, Lipſiæ, 1704, *pag.* 626 & 627, le même Auteur établit encore les mêmes principes, & rejette bien loin le ſentiment de Pline & de tous ſes adhérens. Il s'en tient à la Loi *poſt decem menſes*, & à la novelle 39. Puis, parlant des Auteurs de l'opinion erronée, il dit : *Ils ont mieux aimé ſe ſoumettre à l'autorité de l'ancienne doctrine, & en croire les récits suspects des femmes, que de se rendre au cri de la nature, qui, par ses loix immüables, réclame contre de pareils abus.*

Teichmeyer. *Instit. medic. Leg.* pag. 62. *Il est clair, d'après les preuves que j'ai rapportées, que le part de onze & de douze mois, suivant les principes des Médecins, peut être regardé comme légitime dans certaines circonstances, quoique le Droit Civil ne le reconnoisse pas.*

M. Petit, *pag.* 26 & 27, a trouvé mauvais que, dans notre première Consultation, nous nous fussions appuyés de l'autorité de Teichmeyer. Nous avons pensé que quand cet Auteur dit, *suivant les principes des Médecins*, il faut entendre certains Médecins seulement, imbus d'une doctrine erronée, mais non pas tous les Médecins, à beaucoup près. C'est ce que blâme fort M. Petit, qui prétend qu'on doit entendre l'opinion générale des bons Médecins. Nous nous étions contentés alors d'avancer notre sentiment, sans en rapporter la preuve : mais maintenant (d'après le parallèle que nous avons fait) le Lecteur, quant au nombre & au poids des opinions pour & contre, peut juger si c'est du côté de M. Petit, ou du nôtre, que doit pencher la balance. Au reste, nous ne nous sommes point appuyés de Teichmeyer, du côté physique, c'est-à-dire, en ce qu'il admet les parts de onze & de douze mois, ce qui eût été injuste; mais nous avons prétendu, & prétendons encore, exciper de l'aveu qu'il fait du côté légal; sçavoir, que *les Tribunaux n'admettent pas ces sortes de parts.* M. Petit, pour se mettre plus à son aise, a bien parlé de ce qui regarde les parts de onze & de douze mois, mais nullement de l'aveu que fait Teichmeyer, relativement au refus que font les Tribunaux de les admettre.

Quand même, à toutes les autorités que nous venons de rapporter, nous ne joindrions pas celles d'Hippocrate, d'Ariſtote & de Galien, il eſt certain que nous l'emporterions encore de beaucoup par le nombre. Mais ſi l'on pèſe les ſuffrages, au lieu de les compter, nous avons tout, & il ne reſte rien à nos Adverſaires. On a vu que, dans la première claſſe de leurs Auteurs, il n'y en a pas un ſeul qui ait une opinion décidée, & qui ne ſe détermine par l'autorité de Pline, d'Aulugelle, d'Avicenne, de Cardan & de Schenkius, ou bien d'Hippocrate ou d'Ariſtote qu'ils ont mal interprètés. La ſeconde claſſe ne contient que des opinions, ou nulles par leur obſcurité, ou ſi indéterminées, qu'on ne peut en faire aucune application. Tout le reſte ne conſiſte que dans des faits avancés inconſidèrément, & ſans aucune preuve, accompagnés, la plûpart, de circonſtances qui les rendent incroyables, & dont quelques-unes ne ſont dignes que de dériſion, & ne valent pas la peine d'être réfutées ſérieuſement. Nous regrettons cependant très-ſincèrement que l'intérêt de nos Parties ne nous ait pas permis d'excepter les deux hiſtoires, dont l'une paroît ſous le nom de M. Winſlow, l'autre ſous celui de M. Heiſter; & nous ſerions très-fachés qu'à la manière dont nous les avons réfutées, on n'eût pas reconnu la retenüe & la modération que nous preſcrivent l'eſtime & le reſpect dont nous ſommes pénètrés pour deux hommes excellens dans le même genre, qui ont utilement conſacré une très-longue vie à l'inſtruction de leurs contemporains & de leur poſtèrité.

A l'égard de tous les autres Médecins dont les ſentimens ſe rëuniſſent pour la défenſe de notre cauſe, quoiqu'ils aient fondé leurs déciſions ſur l'expérience d'autrui, ſur la leur propre, & ſur les lumières de leur raiſon, nous devons convenir que leur autorité n'a point encore le même poids que celle des Auteurs de Juriſprudence médicinale. Ceux-ci animés du desir d'être utiles, non-seulement à leur patrie ; mais encore à toutes les Nations qui sont gouvernées par des loix, ne se sont point bornés à traiter la question comme un objet de physique qui fût de pure curiosité ; ils l'ont envisagée sous un point de vüe légal, & considèrée comme un objet de Jurisprudence qui intéresse tout l'ordre civil. Soutenus par un motif si noble & si puissant, ils n'ont rien négligé de tout ce qui pouvoit contribüer à les éclairer. Ils ont fait toutes les recherches nécessaires, examiné toutes les opinions pour & contre, pésé toutes les raisons. En un mot, ce n'est qu'après avoir laborieusement approfondi & mûrement réflèchi qu'ils se sont enfin déterminés à décider. Aussi sont-ce principalement ces Auteurs qui sont consultés par les Tribunaux. C'est toujours d'après eux, par préférence, que les Juges prononcent. Nous devons remarquer à ce sujet que Messieurs Bertin & Petit *(a)* n'ont cité aucun Médecin de cet ordre, & que M. le Bas n'en a cité qu'un seul, qui est Fortunatus Fidelis, dont nous avons parlé à la page 30, & que nous avons rangé dans la classe de ces opinans passifs, qui, comme les corps matériels, dont la propriété principale est l'inertie, ne se mettent en mouvement que par une impulsion étrangère. Il se décide par Pline,

(*a*) A la Lettre, nous ne pouvons nier que M. Petit n'ait cité Teichmeyer, si tant est que ce soit citer fidèlement un Auteur que d'en rapporter seulement ce qui est favorable, pendant qu'on cache au Lecteur ce qui ne l'est pas. On a vu à la pag. 98, que Teichmeyer admet les parts de onze & douze mois *dans certaines circonstances* : c'est ce que cite M. Petit ; mais Teichmeyer ajoute tout de suite que *le Droit Civil ne les admet pas* ; & voilà ce dont M. Petit ne veut pas que le Lecteur prenne connoissance. A quoi peut donc servir à M. Petit que cet Auteur admette les parts de onze & douze mois, dès qu'il convient que les Tribunaux les rejettent ? Le sort de la cause n'est pas soumis au jugement d'un Auteur qui pense d'une manière particulière, mais à celui d'un Tribunal respectable qui met toute son application à faire observer les Loix. Sur ces considérations nous n'avons fait nulle difficulté de prendre avantage de l'aveu de Teichmeyer, & de le ranger de notre côté.

Avicenne & Schenkius. Auſſi cet Auteur, déja vieilli, n'eſt-il plus en aucune eſtime. Nous produiſons, au contraire, onze Auteurs de Juriſprudence Médicinale, qui, à l'exception de Bonaventure d'Urbin & de Zacchia, ſont des plus modernes. Encore faut-il obſerver que les deux que nous venons de nommer, ſur-tout Zacchia, ſont comptés parmi les plus accrédités & les plus ſûrs. Avions-nous donc ſi grand tort d'avancer, dans notre première Conſultation, que la très-grande pluralité des ſuffrages ſe réüniſſoit en notre faveur ? Et M. Petit eſt-il bien fondé à dire, comme il fait, *que des gens remplis de ſçavoir & de probité ont pouſſé l'inattention, dans une matière grave, juſqu'à dire que ce ſentiment* (qui approuve les longues groſſeſſes) *ne peut être attribüé qu'à un petit nombre de Médecins ? Erreur qui ne leur eſt échappée que parceque, diſtraits par les occupations les plus multipliées & les plus importantes, ils n'ont pu ſuivre ces détails avec toute l'exactitude dont ils ſont d'ailleurs capables.* M. Petit, avec deux mots d'éloge qui ne lui échappent qu'à regret, penſe-t-il avoir tempéré la dureté & l'injuſtice du reproche qu'il nous fait ? Nous aurions fort ſouhaité pouvoir ne nous pas reconnoître à ſes paroles ; mais il cite les nôtres, & nous ne ſommes pas *gens* à ſouffrir patiemment le reproche d'*inattention en matière grave*. Nous ſçavons trop combien, en ſoi, il eſt offenſant, & combien plus il l'eſt encore, lorſqu'il porte entièrement à faux, comme dans l'occaſion préſente. Par le parallèle que nous avons donné des Auteurs pour & contre, nous croyons avoir ſur-tout démontré deux choſes ; l'une, que les protecteurs des longues groſſeſſes ne font, comme nous l'avions avancé dans notre première Conſultation, ni la majeure, ni la plus ſaine partie, & l'autre, que l'*inattention en matière grave* (pour ne rien dire de plus) n'eſt pas le défaut que M. Petit se soit le plus occupé d'éviter. Nous lui avons sur-tout prouvé que c'est contre toute raison, & contre toute justice, qu'il revendique le sentiment d'Aristote, de Galien, Mercurialis, Weslingius, Dodonæus, Amatus-Lusitanus, Fontanus, Harvée, Bergerus, Mauriceau, Messieurs de Buffon, Haller, Wanswieten, Levret, dont les uns n'ont rien dit du tout de ce qu'il leur attribüe, & dont les autres ont dit positivement le contraire. Nous espèrons qu'il voudra bien les rayer de son catalogue, & comprendre aussi dans cette réforme Henningius-Arnisæus & Bartholin, pour des raisons dont nous voulons bien lui épargner ici la répètition. Le soin que nous avons pris de vérifier ses allégations, & d'en prouver le peu de justesse par la représentation des textes, doit lui faire connoître que nous ne sommes pas aussi coupables d'*inattention en matière grave* qu'il voudroit le persuader. Il doit voir, au contraire, avec satisfaction, que ses avis, quoique déplacés, n'ont point été inutiles, & que nous avons sçu en faire usage. Nous ne devions pas moins de déférence aux avertissemens d'un Confrère dont nous estimons les talens, le sçavoir & la droiture.

Une chose qui déplaît encore beaucoup à M. Petit, c'est que nous ayons traité *de ridicule, d'erronée, de monstrüeuse, d'extravagante* l'opinion qui admet les grossesses prolongées. Mais ces expressions ne nous appartiennent point proprement, nous n'avons fait que les adopter; & l'on peut s'assurer, aux pages 76, 79, 96, que d'excellens Auteurs, sçavoir, Mercurialis, Hoboken & Low d'Ersfeld, les ont employées. Il est facheux qu'ils n'en aient pas pu trouver de plus douces, & en même tems équivalentes, pour caractèriser le délire & la déraison. *Mais*, continüe M. Petit, *les expressions peu mesurées ne sont pas des preuves.* Personne n'en doute; aussi ne les donne-t-on pas comme telles : *Nous les avons ſoigneuſement évitées*, dit-il encore *pag.* 45. La démonſtration de cette vérité ne ſuit pas de près, mais elle précède de dix lignes, *p.* 46. C'eſt là que, mécontent de ce qu'on ne veut pas prendre, pour un fait *démontré*, l'hiſtoire de Madame Reſſatin, dont, ſelon M. Petit, la vérité eſt *inconteſtable*, il prétend qu'un tel refus renferme quelque choſe d'*odieux & d'abſurde*, expreſſions remplies, comme on voit, d'urbanité, & ſur-tout appliquées fort à propos. Quelque peine, au reſte, que lui aient pu faire nos expreſſions, quelque blamables qu'il les trouve, nous nous flattons au moins qu'il ne jugera pas de même de notre conduite. Il ne nous accuſera pas d'avoir manqué à juſtifier, par les paſſages des Auteurs, tout ce que nous avons avancé, de leur avoir prèté des choſes dont ils n'ont point parlé ; de leur avoir fait dire le contraire de ce qu'ils ont dit ; d'avoir tronqué leurs paroles, pour faire paroître ce qui nous étoit avantageux, en diſſimulant ce qui ne l'étoit pas ; d'avoir altèré, & même falſifié les textes, au point d'en changer le ſens du noir au blanc ; d'avoir fait enfin des emplois doubles d'une même autorité, en la préſentant ſous des couleurs diffèrentes, & ſous des noms différens.

Quelque longue que ſoit déja cette digreſſion, nous ne pouvons guère nous diſpenſer d'obſerver encore que M. Petit, *pag.* 56, trouve que, parceque nous avons touché quelques points de droit dans notre première Conſultation, nous ſommes ſortis de notre ſphère : *Nous ſouhaiterions*, dit-il, *que nos adverſaires n'euſſent jamais oublié que nous ne devons être que Phyſiciens.* Mais à quel titre prétend-ils nous empêcher de faire ce qu'ont toujours fait les Auteurs de Juriſprudence médicinale ? Qu'il jette les yeux ſur les p. 68 & 94, il y verra qu'Harvée & Gaſpard de Reies ont traité, de même que quantité d'autres, notre question du côté légal. Pourquoi d'ailleurs veut-il nous interdire une permission qu'il ne s'est pas refusée ? A-t-il donc oublié qu'à la page 56, il établit lui-même un principe (bien faux à la vérité) mais un principe de droit, où il dit que, *quand les désordres que l'on craint* (de l'admission des grossesses prolongées) *seroient encore dix fois plus grands, ce ne seroit pas une raison pour rejetter, comme fausse, une opinion dont la vérité seroit démontrée* (*a*). N'est-ce pas aussi prendre la question du côté légal, que nous citer l'Arrêt rendu en faveur de Renée de Villeneuve, & de plus un plaidoyer de M. le Nain, Avocat Général ? M. Petit dût-il encore le trouver mauvais, nous ne croyons pas pouvoir nous dispenser d'indiquer, au moins, sommairement & sous un même point de vûe, les principales autorités sur lesquelles est fondée notre défense du côté de la Jurisprudence. Ce sont sur-tout la loi des douze Tables, celle du Digeste, *post decem menses*, & la Novelle 39, qui en est la confirmation. Elles sont d'accord, toutes trois, à ne point accorder la légitimité, passé le terme de dix mois.

Sous saint Louis, le terme étoit bien plus court, puisqu'il étoit réduit à trente-neuf semaines & un jour, qui ne font que neuf mois deux jours, à compter ces mois pour trente jours chacun. Il ne sera pas hors de propos de transcrire ici l'article rapporté par Beaumanoir, Coutumes de Beauvoisis, Bourges, 1690, pag. 98.

Len doit savoir que tuit chil qui nessent apres che que mariage est deseures, en tant que trente & neuf

(*a*) Quand on seroit parvenu à démontrer (ce dont on est fort éloigné) qu'il y a des parts de onze, douze, treize & quatorze mois, &c. ces cas seroient toujours excessivement rares, & ils ne pourroient pas être compris dans la loi. Ne voit-on pas qu'en les y comprenant, on opéreroit sa destruction. Penser autrement, c'est n'avoir pas d'idée de ce qu'est une loi. Il est de son essence de ne pouvoir être appliquée qu'à la pluralité des cas, & de rejetter ceux qui sont d'exception.

sepmaines

ſepmaines & un jour ſont paſſés, puis la mort dou mari ſont Baſtart, car fame ne puet porter enfant plus de trente-neuf ſepmaines & un jour, par quoi il appert que il fu concus, puis que li Baron fu mors, pour che eſt il prouvés Baſtart par l'aparance dou long tans.

Banage, Roüen, 1709. *tom. I. art.* 235. *pag.* 362, rapporte un Arrêt du Parlement de Normandie, du 10 Août 1632, qui confirme la Sentence du Bailli, laquelle privoit une mère de ſon doüaire, & déclaroit ſon enfant illégitime, & incapable de ſuccèder, ſur ce qu'il étoit venu dix mois quatre jours ſeulement après la mort du mari.

On alléguoit, pour la mère, les mêmes choſes qu'on allègue aujourd'hui pour Renée; que le tems de la naiſſance eſt indéterminé, le paſſage d'Ariſtote, le prétendu décret d'Adrien, l'autorité de Du Laurens, le chagrin de la mère.

Les héritiers alléguoient, contre elle, une préſomption de mauvaiſe conduite, la maladie grave de ſon mari qui avoit duré plus d'un mois, & la loi *poſt decem.*

Enfin l'Arrêt du Parlement de Paris dont nous avons parlé, *pag.* 65, qui déclare illégitime l'enfant de la veuve Marſille, né douze mois après la mort du mari, n'a pas moins ſon application contre Renée, que celui de Roüen, que nous venons de citer, puiſque les quarante jours, qu'à duré la maladie de Charles, ſuppoſent que ſa groſſeſſe n'a pu durer moins d'un an, & la placent par conſéquent dans la même circonſtance que la veuve Marſille.

Si donc les loix Romaines, non plus que notre Juriſprudence, n'admettent pas plus les parts de onze mois que ceux de douze, que peuvent gagner les Conſultans adverſes, à citer des autorités qui atteſtent des groſſeſſes de onze mois, d'un, de deux,

& même de trois ans? Espèrent-ils que les récits fabuleux de vingt Auteurs de Médecine, presque tous oubliés ou mésestimés aujourd'hui, & les décisions hasardées de quelques Facultés étrangères, renverseront l'ordre établi par notre Jurisprudence, & par les loix Romaines qui en sont la base; ou bien qu'ils prévaudront sur une doctrine sage, dictée par la nature même, recueillie par Hippocrate, & transmise jusqu'à nous par une foule de Médecins des plus célèbres & des plus expérimentés? Pensent-ils que, par les allégations fabuleuses de grossesses de treize, quatorze, quinze, vingt & trente mois, même au-delà, ils ont prouvé quelque chose en faveur de celles qu'ils ne supposent être que de onze ou douze mois? Il s'en faut bien. Ne voient-ils donc pas qu'à proportion qu'ils s'éloignent du terme fixé par la nature, moins ils se rendent croyables, & plus ils s'écartent de leur but. Ce n'est pas en avançant ainsi dans le pays des fictions, qu'on se rapproche du vrai; & c'est dans l'occasion présente, ou jamais, qu'on peut dire qu'à force de vouloir prouver, on ne prouve rien. Ces réflèxions seules, indépendamment des argumens que nous avons opposés ci-dessus, suffiroient pour faire rejetter toutes les autorités de nos adversaires.

De tout ce que nous avons dit, il résulte un accord général, sur le terme de la grossesse, entre les loix Romaines, notre Jurisprudence, les Médecins simplement Physiciens, ou Naturalistes, & les Auteurs de jurisprudence Médicinale. S'il se trouve quelques différences dans les avis, elles roulent sur l'espace qui s'étend, depuis le neuvième mois, jusqu'aux premiers jours du onzième. Sur cela, il faut observer que le terme le plus stricte, qui est celui de neuf mois, a été fixé principalement par les Médecins proprement dits, qui ont traité cet objet relativement à ce qu'ils avoient observé dans le cours de la nature, &

& faiſant abſtraction de toute conſidération légale. Si les loix, ſi les Médecins juriſconſultes ont reculé les bornes de ce terme, on en ſent aſſez la raiſon. Il n'eût pas été ſage, dans une matière auſſi importante & auſſi délicate, où il s'agit de l'honneur des mères, & de l'état des enfans, de procéder avec la ſévèrité la plus rigoureuſe, &, pour ainſi dire, militairement. Si donc on s'eſt déterminé à accorder cette latitude, ce n'eſt pas qu'on ait penſé qu'elle fût établie par la nature. Il eſt ſenſible que c'étoit uniquement pour ſe mettre plus ſurement en garde contre la poſſibilité ſuppoſée, quoiqu'inconnüe, d'une erreur qui n'auroit pu manquer d'être de la plus grande conſéquence. M. Petit qualifie de *mitigés* les Auteurs qui ont étendu le terme de la groſſeſſe juſqu'à dix jours par delà le dixième mois: & voici comme il raiſonne en conſéquence. » Si ces Auteurs ont cru que, » de neuf mois, qui font le terme ordinaire, la nature » pouvoit aller juſqu'à dix mois dix jours, ils ont donc » penſé que le terme de la groſſeſſe pouvoit ſe pro- » longer, & l'on ne voit pas de raiſon pour que ce » prolongement ne puiſſe aller encore plus loin, par » exemple, juſqu'à deux mois & demi par delà. » M. Petit argumente ici ſelon le beſoin de ſa cauſe; ſemblable à un mercénaire qui, recevant beaucoup au-delà de ce qu'il lui eſt du, regarde, comme droit acquis, une gratification qu'il ne tient que de la générosité de celui qui l'a mis en œuvre, & demande encore au-delà. Il ſuppoſe que les Auteurs *mitigés* ont reconnu des cauſes capables de prolonger la groſſeſſe. Mais cette ſuppoſition eſt gratuite de ſa part. C'eſt uniquement par ſcrupule, comme nous venons de le dire, qu'ils ont donné cette extenſion; & ce n'eſt point qu'ils l'aient fondée ſur des cauſes réelles & connües du prolongement prétendu de la groſſeſſe. Mais M. Petit n'en veut rien croire, &

s'obstine à dire, pag. 29. *Si ces Auteurs conviennent qu'il y a des causes qui peuvent retarder, d'un mois ou de cinq semaines, la naissance d'un enfant, comment est-il possible qu'ils ne sentent pas qu'en donnant le double d'activité à ces causes, on la retardera de deux mois & demi.* Il est certain que, dans ces sortes d'affaires, il n'y a que le premier pas qui coûte, & que lorsqu'il est une fois franchi, il ne reste plus de difficulté. Ainsi une conséquence bien naturelle & bien simple à tirer de ce principe, c'est qu'en triplant, quadruplaut, décuplant, &c. les mêmes causes, on pourra avoir, à volonté, des grossesses aussi longues que l'on pourra les desirer, comme de trente, quarante ans, & même au-delà. On pourra les prolonger, en un mot, avec la même facilité qu'on élève une puissance algébrique. Mais convenons aussi que, pour cela, il faudra que le Physicien se constitüe souverain modérateur des causes Physiques, & s'égale au Créateur de l'univers : ce qui n'est pas le plus aisé de l'opération.

Quoique M. Petit en puisse dire, le terme est invariablement fixé par la nature à neuf mois, quelques jours plus ou moins. C'est un fait si généralement établi par toutes les femmes, par les Médecins, les Physiciens, les Naturalistes, que ceux-là même qui admettent les naissances tardives, ne font pas de difficulté de reconnoître que ce terme est le plus ordinaire. Mais, quand cette vérité ne seroit pas connüe, comme elle l'est, depuis la naissance du monde, & fondée sur une observation générale & constante, l'uniformité, qu'observe la nature pour la reproduction de tous les autres êtres organisés, forme une analogie où l'on est obligé de comprendre l'espèce humaine, tant qu'on n'aura point de raison démonstrative pour l'en excepter : & il est certain que, si cette raison pouvoit exister, ce ne seroit pas parmi celles qu'allèguent nos adverſaires qu'il faudtoit la chercher. On ne voit point pourquoi l'homme ſeul ſeroit excepté d'une règle générale établie pour tant & tant de milliers d'eſpèces connües, ſoit dans le règne animal, ſoit dans le régne végétal. Tous ces êtres ſe reproduiſent toujours, dans le même eſpace de tems, chacun ſelon ſon eſpèce. On a bien ſenti combien la preuve tirée de cette analogie étoit contraire au ſyſtème des longues groſſeſſes; auſſi a-t-on tenté de ruiner, ou d'écarter au moins une ſi incommode vérité, tant du côté des végétaux, que de celui des animaux. Sur la première claſſe on objecte (M. Petit *pag.* 54 & 55) *que des graines ſemées en même tems, dans le même terrein, avec des précautions égales, ne lèvent point toutes au même tems...... que les unes ne faiſoient que ſortir de terre, pendant que les autres étoient déja en fleurs....... que tous les fruits du même arbre, noüés au même tems, ne mûriſſent pas au même moment, & que ſouvent il s'écoule ſept ou huit jours, & même davantage, entre la parfaite maturité des uns, & celle des autres:* (a) & l'on conclut delà *que la ſeule règle de la nature eſt de n'en ſuivre rigoureuſement aucune.*

Nous accorderons bien volontiers, à M. Petit, l'inégalité du progrès dans le développement des végétaux qui croiſſent dans un même terrein, pourvu cependant qu'il veuille bien ſouffrir une petite contradiction ſur la conſéquence qu'il en tire.

Perſonne n'ignore qu'une graine dans ſon développement, dans ſa croiſſance, & dans ſa matura-

(a) Il n'y a rien de moins vrai que ce qu'avance ici M. Petit, ſçavoir que des *fruits noüés en même tems ne mûriſſent pas au même moment.* Si toutes choſes ſont d'ailleurs égales, ils mûriront en même tems. Mais, ſi l'on obſerve que de deux fruits noués en même tems, l'un ſoit plutôt mûr que l'autre, c'eſt ſurement parce que le premier eſt malade. Si l'on examine ce fruit prématuré, on le trouve toujours piqué d'un ver, qui par la bleſſure qu'il y a faite, en a hâté la maturité. A cela près, le peu d'avance, que peut avoir la maturité d'un fruit ſur un autre, ne mérite pas d'être compté.

tion, ne puiſſe être en retard par rapport aux graines voiſines de même eſpèce : mais celle qui a germé plus tard, qui a pris ſa croiſſance plus tard, mûrit auſſi plus tard que les autres ; enſorte que, ſi tant eſt qu'elle doive mûrir, il faut que, pour parvenir à maturité, elle employe vers la fin la même quantité de tems, qu'elle a manqué d'employer utilement avant ſon développement : & que, ſi l'on prend la totalité du tems néceſſaire pour tous les progrès de la végétation, depuis le developpement du germe, juſqu'à la maturité des fruits, il faut que la totalité de cet eſpace ſoit égale pour la plante qui a germé plus tard, comme pour celle qui a germé plutôt. S'il s'en trouve une aſſez retardée, pour être ſurpriſe dans ſon progrès par la mauvaiſe ſaiſon, alors ce qui lui arrive ce n'eſt point de mûrir beaucoup plus tard, c'eſt de ſe flétrir, & de tomber dans le maraſme avant que d'avoir acquis le degré de perfection : de même qu'il arrive à un fœtus, de venir avant terme, & de mourir, toutes les fois que la mère (qui eſt pour lui ce qu'eſt la ſaiſon & la terre pour une plante) ſe trouve hors d'état de ſuffire à ſa croiſſance juſqu'à la fin. Cette vérité eſt bien ſenſible, au tems de la moiſſon, dans une gerbe de bled, où l'on découvre toujours pluſieurs épis qui, pour n'avoir pas profité & avancé autant que les autres, ou ſont demeurés encore verds, ou bien ſe ſont flétris & déſſèchés avant d'avoir acquis la maturité. Il s'en faut donc bien qu'il faille conclure de cet exemple, que *la règle de la nature eſt de n'en ſuivre aucune.* Rien ne prouve mieux, au contraire, ſa conſtance & ſon invariabilité dans celles qu'elle s'eſt preſcrites. Rien par conſéquent de moins concluant en faveur des parts rétardés, que l'exemple allègué par M. Petit. L'autre argument par lequel on prétend attaquer l'invariabilité du terme dans les animaux (vérité que ne conteſtent pas même les partiſans des longues groſſeſſes) conſiſte dans deux exemples pris de cette claſſe.

Le premier eſt une obſervation empruntée de la Diſſertation de M. Wagner, où il eſt queſtion, dit M. Petit, *pag.* 54, d'une chèvre *qu'on croyoit devoir* accoucher *au commencement du Carême, & qui ne le fit qu'à la fin.* Si ce fait eſt vrai, il y auroit de l'obſtination à ne s'y pas rendre. Mais qui eſt-ce qui oſera aſſurer de cette chèvre,

Nil actum in montibus, aut in
Speluncis :

& qu'elle fût d'une conduite plus ſage que la jeune Demoiſelle de Leipſick, dont parle Bartholin?

Comme le ſecond exemple eſt plus important, il demande une diſcuſſion plus ſérieuſe & plus étendüe. Il eſt pris de l'incubation des œufs de poule, & du terme de la naiſſance du poulet. Ecoutons donc M. Petit. *On convient* (c'eſt lui qui parle, pag. 54) *que les œufs de poule écloſent depuis le vingt, juſqu'au vingt-cinquième jour de l'incubation : or, depuis le premier, juſqu'au deuxième terme, il y a cinq jours, leſquels, ajoutés au nombre de vingt, ſont avec lui dans la même proportion, que deux mois & demi ajoutés au nombre de neuf, qui eſt le tems ordinaire de la groſſeſſe ; & par conſéquent ſi la naiſſance du poulet peut être retardée d'un quart en ſus, celle de l'homme peut bien l'être auſſi d'un quart en ſus du tems ordinaire.*

Les quarante jours, qu'a duré la maladie de Charles, ajoutés aux dix mois vingt jours dont eſt ſuppoſée la groſſeſſe de Renée, en font une groſſeſſe d'un an entier. Cette difficulté a paru, à M. Petit, d'une aſſez grande importance pour qu'il gliſſât deſſus, & la paſſât entièrement ſous ſilence. Mais l'on voit, par le morceau que nous venons de rapporter, que, pour obvier à tout évènement, il dirige sa batterie de manière à rendre les grossesses admissibles jusqu'au terme de douze mois. Sur la comparaison des semences, nous avons nié la conséquence qu'en tire M. Petit. Mais ici, ne fût-ce que pour répandre un peu de variété dans notre manière de procéder, nous nierons les prémisses. *On convient*, dit-il donc, *que les œufs de poule éclosent depuis le vingt jusqu'au vingt-cinquième jour.* Mais qui sont ceux qui conviennent de ce fait ? Nous ne connoissons que M. Petit qui en convienne avec lui-même. Que n'interrogeoit-il, avant que de l'avancer, la Directrice de quelque poulailler ! Elle lui eût répondu que le tems de l'incubation ne dure que de vingt à vingt-un jours ; &, s'il ne trouve pas qu'une telle autorité soit suffisamment instructive ou assez imposante, que ne consulte-t-il l'Art de faire éclore des poulets, par M. de Réaumur, *Par.* 1751, *tom. I*, *pag.* 33 : il y verra *que chaque couvée ne dure, dans le four, comme sous la poule, que vingt ou vingt-un jours* (*a*). La différence

(*a*) Pour qu'il n'y ait rien d'équivoque, sur le terme de la naissance du poulet, on doit être prévenu qu'il ne faut pas comprendre, dans ce terme, le plus ou moins de tems qu'il emploie à rompre sa coquille pour en sortir. M. de Réaumur, Observateur éclairé, & exact, s'il en fut jamais, dit, au tom. cité plus haut, pag. 346 : *Enfin tous les poulets n'emploient pas un tems égal à finir cette opération* (la rupture de leur coquille) ; *il y en a qui parviennent à se tirer de leur coquille, dans l'heure même où ils ont commencé à la bêcher ; d'autres n'éclosent qu'au bout de deux ou trois heures : assez communément, ce n'est qu'au bout d'une demi-journée. D'autres ne naissent que plus de vingt quatre heures après que la coquille a paru bêchée. J'en ai vu rester dans le travail pendant près de deux jours.* On sent bien que le plus ou le moins de tems, que le poulet emploie à se tirer de sa coquille, dépend du plus ou moins d'épaisseur ou de solidité de cette enveloppe, ainsi que du plus ou moins de vigueur de la part du poussin ; & que sa sortie, plus ou moins prompte, dépendant de ces causes, il ne faut pas dater la naissance du poussin du moment où il est sorti de sa coquille, mais de celui où il a commencé à y faire une brèche, ou seulement même une félure, ce qui arrive toujours de vingt à vingt-un jours. Au reste, quand on dateroit du tems de l'exclusion qui ne varie que d'un à deux jours, M. Petit se trouveroit encore fort loin de son compte.

du plus court au plus long terme de l'incubation n'est donc pas, comme le prétend M. Petit, d'un quart en sus, mais seulement d'un vingt-unième, ce qui est fort différent. D'une autre part, M. Petit ne trouvera point encore son compte, en disant que cinq jours sont à vingt jours, comme deux mois & demi sont à neuf mois. Il n'est point de Maître d'Ecole qui lui passe cette proportion. Le Maître d'Ecole diroit que deux mois un quart, & non pas deux mois & demi, étant le quart de neuf mois, l'augmentation d'un quart en sus de ces neuf mois ne feroit jamais que onze mois un quart, & non pas douze mois, qui sont le but auquel veut atteindre M. Petit. On voit qu'il fait rompre l'étoffe à force de la tirer mal-adroitement pour l'étendre.

C'est donc en vain qu'il a prétendu faire appercevoir, dans le terme de la reproduction des végétaux & des animaux, une variation dont il pût faire, à l'espèce humaine, une application avantageuse pour son systême. Ni lui, ni Messieurs Bertin & le Bas n'ont été plus heureux, lorsqu'ils ont entrepris de prouver la réalité des parts tardifs, par des autorités & par des faits. Nous avons fait voir que leurs autorités sont vicieuses, les unes par l'insuffisance des Auteurs de qui elles procèdent, les autres, par leur obscurité, ou par le défaut de précision; & que les faits allégués portent un caractère d'invraisemblance, ou, pour parler plus vrai, de fausseté qui les rend absolument inadmissibles. Voyons si ces Messieurs ont plus gagné du côté des preuves rationnelles. C'est un de leurs plus forts appuis, que ce raisonnement bannal, que l'on trouve dans les écrits de tous les partisans des longues grossesses. « Si la nature, disent-» ils, peut, en avançant le part de deux mois, pro-» duire des enfans viables à sept; elle peut aussi, en » le retardant d'autant, produire des enfans viables

» à onze mois ». Cet argument est le plus vicieux qu'on puisse faire : il manque de vérité dans le fait, & de justesse dans la conséquence.

Premièrement, en accordant même qu'il y a des parts de sept mois qui sont viables, on peut nier hardiment qu'ils soient naturels. Beaucoup d'Auteurs les regardent tous, & avec raison, comme des avortons, comme des parts toujours avancés par des causes étrangeres au cours ordinaire de la nature; & c'est ce que dit Dolæus, dans son Encyclopédie, à l'endroit que nous avons cité de lui, *pag.* 80. Il pense que le fœtus ne vient prématurément, même à huit mois, qu'à l'occasion *du chagrin de la mère, ses inquiètudes, sa frayeur, sa colère, son mauvais régime, un changement d'air désavantageux, des veilles, des fatigues, la foiblesse du fœtus.* (*a*) Il est si vrai que ces enfans doivent, à de pareilles causes, la *précocité* de leur naissance, qu'ils viennent tous au monde petits, délicats ou malades; que presque tous meurent en naissant : & que, si quelques-uns peuvent survivre aux premiers momens de leur naissance, ils s'élèvent pour ne jamais mener une longue vie. En un mot, des enfans qui ont une naissance si prématurée, à peine, sur dix, y en a-t-il un qui parvienne à l'âge de puberté, selon le témoignage de presque tous les Accoucheurs. Il ne faut donc point placer les parts prématurés dans l'ordre naturel; &, par conséquent, de leur exemple, il n'y a aucune conséquence à tirer en faveur des parts que l'on suppose retardés. On sçait une très-grande quantité de causes qui peuvent avancer le tems de l'accouchement, mais on n'en connoît aucune qui puisse le retarder. (*b*) C'est ce qu'il est nécessaire d'expliquer

(*a*) Voyez encore Bayer, *pag.* 96, & Bohnius, *pag.* 97.

(*b*) Nous exceptons, bien entendu, celles qui mettent plutôt obstacle ici d'une manière détaillée, afin de faire connoître que les causes auxquelles les anciens, &, depuis eux, quelques modernes, ont attribüé les prolongemens de grossesses; sont précisément celles qui font avancer le tems de l'accouchement. Telles sont la foiblesse ou le grand âge du père, la disposition phtisique du fœtus ou de la mère, la continüation du flux menstrüel pendant la grossesse, une maladie quelconque, le chagrin de la mère, & autres; car il peut y en avoir à l'infini. Or, pour comprendre comment ces causes peuvent agir, il faut sçavoir de quelle manière le commerce de la circulation des liqueurs est entretenu de la mère au fœtus, & du fœtus à la mère. Le placenta est l'organe par le moyen duquel s'exécute cette fonction. C'est un corps molasse, spongieux, rempli d'une grande quantité d'artères & de veines, divisées & subdivisées en une multitude prodigieuse de ramifications. La surface du placenta, qui touche le fond de la matrice, est remplie de petits tubercules poreux, qui laissent entr'eux des intervalles, pour former autant de petites excavations. Le fond de la matrice est disposé de même; de sorte que chaque éminence ou mammelon du placenta répond à chaque fossette de la matrice, & réciproquement la même chose des éminences de la matrice, relativement aux excavations du placenta. C'est par le moyen de cette disposition harmonique que les orifices des canaux de l'un & l'autre organe s'abouchent de manière que le fœtus reçoit son aliment de la mère, & lui renvoie le superflu des liqueurs qui ont été employées à son accroissement. Mais une chose qu'il faut observer, c'est que, quoique la circulation se trouve ainsi établie entre la matrice & le

à l'accouchement, qu'elles ne prolongent la grossesse; comme la mauvaise conformation de la mère, celle du fœtus, son trop gros volume, &c.

placenta, il n'y a nulle continüité dans leur union; ce n'est qu'un simple contact, mais un contact très-exact, de partie à partie. On conçoit aisément que si ces parties étoient continües, & ne formoient qu'une même substance, l'extraction du placenta, après la sortie de l'enfant, occasionneroit à la matrice une divulsion, & même un déchirement, qui seroit inévitablement & promptement suivi de la mort de la mère. L'union d'un fruit avec la branche de l'arbre qui le porte, nous donne une idée de l'engrenure qui unit la matrice & le placenta. Une poire, par exemple, tient à l'arbre de manière que la liaison ne consiste pas dans une continüité de substance. Entre la branche & le pédicule de la poire, on apperçoit un petit sillon circulaire qui indique l'endroit où, lors de la maturité du fruit, se doit faire la séparation. Elle arrive, cette séparation, lorsque le fruit a reçu tout le développement dont il étoit susceptible; lorsque la mesure du suc alimenteux qu'il pouvoit recevoir est comblée, & qu'il ne lui reste plus d'aptitude à en contenir davantage. C'est alors que la sève nourricière de l'arbre, continüant d'aborder vers le pédicule, & ne trouvant plus de passage pour s'y insinüer, emploie la force avec laquelle elle est poussée, à faire séparer le pédicule de la branche.

La séparation du placenta d'avec la matrice s'opère par le même méchanisme, excepté qu'elle se dispose seulement quelque tems avant l'accouchement, mais ne s'achève pas tout-à-coup, à moins que cette opération ne soit accélèrée, & ne se fasse brusquement par une trop forte impulsion du sang de la mère, déterminée par une cause étrangère, comme un excès de plénitude, une chute, une maladie. Dans ce cas, le décolement du placenta, opéré d'une manière trop violente, détermine une hémorrhagie qui ne peut jamais cesser que par l'exclusion du fœtus &

du placenta. Mais dans l'accouchement naturel, & qui n'eſt traverſé par aucun accident, dès que le fœtus eſt parvenu à maturité, ce qui arrive toujours à neuf mois, le ſang de la mère, qui ne trouve plus la même facilité à ſe diſtribüer dans le fœtus, emploie la force de ſon impulſion à ébranler, peu-à-peu, l'exacte adhéſion qui uniſſoit le placenta à la matrice. Celle-ci ne lui étant plus ſi intimement appliquée, tendant toujours, par ſa force tonique, à ſe contracter, &, d'ailleurs, excitée par l'impulſion des liqueurs qu'elle continüe à recevoir ſans pouvoir les tranſmettre au fœtus, entre inſenſiblement en irritation, & agit, de plus en plus, ſur ſon fardeau juſqu'à ce qu'elle s'en ſoit débarraſſée.

D'après cette théorie, conforme aux vrais principes de phyſique, on conçoit facilement deux choſes. La première, que, pour prolonger une groſſeſſe, il faudroit ſuppoſer des cauſes capables d'affermir l'union du placenta avec la matrice, & de la rendre plus durable qu'elle n'eſt naturellement. Or, il n'eſt pas poſſible d'en imaginer aucune qui ſoit propre à un tel effet. Le ſeul cas où cela peut arriver, eſt celui où le placenta, & la matrice même, prenant une qualité ſquirrheuſe, ou fort approchante du ſquirrhe, il ſe forme de véritables adhérences de l'une à l'autre partie; & encore ne réſulte-t-il pas de-là un retardement bien conſidérable de l'accouchement, mais plutôt des accidens très-graves, & ſouvent la mort de la mère, à l'occaſion de l'extraction du placenta, qui ne peut être que violente, quelque adreſſe & quelque légèreté que l'Accoucheur puiſſe employer.

Il n'en eſt pas de même des cauſes qui peuvent accélérer le moment de l'accouchement & le déterminer. Il leur ſuffit, pour produire cet effet, qu'elles ſoient capables de déranger cette engrenure, & cette approximation exacte qui uniſſent le placenta à la matrice. Quelques dégrés de plus, ou de moins de force ou de foiblesse dans la circulation de la mère, ou de l'enfant, l'inégalité de la nutrition de l'une ou de l'autre, l'excès de force & de santé de l'un sur l'autre, toutes les passions de l'ame que peut éprouver la mère, que sçait-on? Toute cause capable d'altèrer la santé, le sera aussi de déranger la parfaite armonie des deux organes qui font le lien du commerce de circulation établi entre la mère & l'enfant. Ainsi attribüer, à quelque maladie de la mère ou du fœtus, l'acouchement tardif dont on suppose la possibilité, c'est la même chose que si l'on disoit, que les fruits d'un arbre y demeurent plus long-tems attachés, quand ces fruits, ou l'arbre même, sont malades; pendant qu'on voit au contraire que tout arbre qui souffre, porte toujours des fruits précoces, & qui se détachent avant d'avoir atteint le terme ordinaire. Il en est de même lorsque le fruit est malade, par exemple, de la piquure d'un insecte. On le voit mûrir & se détacher long-tems avant les autres fruits du même arbre.

Ce que nous avançons ici par rapport aux grossesses, est une vérité qui, si elle n'est pas généralement avoüée par tous les Médecins, est au moins sentie par tous, sans exception d'aucun. La preuve en est que jamais on n'en vit un seul qui, traitant une femme grosse de telle maladie, ou de telle indisposition que ce soit, n'ait toujours dirigé la curation, de manière à pourvoir à ce qu'elle n'accouchât point prématurément. On n'en a, au contraire, jamais vu à qui, dans la crainte d'un accouchement tardif, il soit venu dans l'esprit d'employer une méthode capable d'en hâter le moment; excepté cependant le cas d'un travail décidé, qui n'avance point assez, & qui met & la mère & l'enfant, dans le danger certain de perdre la vie.

Si les accouchemens tardifs étoient aussi peu rares,

que veulent le perſuader nos adverſaires ; les Médecins, ſur-tout ceux qui donnent dans cette opinion, auroient ſaiſi les occaſions d'obſerver à quelles marques on pourroit connoître qu'un accouchement ſera tardif ; & depuis que la Médecine exiſte, & qu'on a décrit les ſignes diagnoſtics & pronoſtics de chaque maladie, on auroit une deſcription complette de ces ſignes. Il eſt cependant vrai qu'aucun Auteur, juſqu'ici, n'en a fait mention. Par conſéquent il n'eſt pas douteux qu'on ne fût en droit d'accuſer d'ignorance ou de charlatanerie, celui qui s'ingèreroit de vouloir faire des pronoſtics ſur cette matière, & prédire, ſur des apparences chimèriques, qu'une groſſeſſe ſera de longue durée.

Toute cette théorie eſt fondée ſur des principes de la plus grande ſimplicité, & ſur des faits qui ſont avoüés de tout le monde. L'expérience ne parle pas moins en faveur de la propoſition qu'il nous reſte à démontrer, ſçavoir, que la preuve des naiſſances ſuppoſées tardives, eſt moralement impoſſible à établir. Cette vérité ſe déduit très-naturellement de l'incertitude de l'inſtant de l'imprégnation, & de celle des ſignes de la groſſeſſe. Nos adverſaires n'ont pas oſé ſeulement contredire celle qui regarde le moment de l'imprégnation, & ils accordent pleinement celle qui concerne l'obſcurité des ſignes de la groſſeſſe. M. Bertin, *pag.* 11, termine ſa conſultation en diſant, à propos des longues groſſeſſes, qu'il en échappe beaucoup à notre connoiſſance, *par le peu de certitude, & par la variété fréquente des ſignes & des accidens, qui tantôt annoncent clairement la groſſeſſe, & tantôt la couvrent d'un voile impénétrable, dans les premiers mois de la conception ; & enfin parceque ces ſignes ne paroiſſent quelquefois pas du tout.* Et M. le Bas, *pag.* 37. de ſa queſt. import. s'exprime ainſi : *On a vu des femmes, avec tous les ſignes d'une groſ-*

sesse imaginaire, avoir les mammelles tuméfiées, & vers le cinquième mois d'une suppression de leurs règles, rendre assez abondamment de lait; d'autres, dans une vraie grossesse, en être dépourvües. Nos adversaires articulent donc un fait qui lui seul est capable de détruire tous leurs principes. En effet, n'est-ce pas se trouver, avec soi même, dans la contradiction la plus formelle, que de soutenir d'une part un système, & d'avoüer de l'autre des faits qui en rüinent le fondement. N'est-il pas évident d'abord qu'il sera toujours impossible de constater la durée d'une grossesse, toutes les fois que l'on n'aura pas la date précise de l'imprégnation. Nous convenons cependant qu'il y a de telles circonstances, quoique peu communes, (& c'est le cas où la jonction des deux sèxes sera bornée à une seule fois, comme dans l'accouplement des bestiaux) où une femme peut sçavoir le moment de la conception; mais qu'en résulte-t-il? que cette connoissance la conduit toujours à sçavoir clairement, que le terme de la grossesse (pourvu qu'il ne soit raccourci par aucun accident) sera de neuf mois, quelques jours de plus, ou de moins. Mais il s'en faut bien que la chose se passe toujours ainsi. Dans la plupart des cas, la répétition fréquente de l'acte, enveloppe, du nüage le plus épais, l'instant de la conception. Si, à cette cause d'obscurité, vient encore se joindre celle qui dépend de l'incertitude des signes de la grossesse, il sera très-possible qu'il en résulte une erreur de plusieurs mois, même d'une demi année, & au-delà. Car, quoique nous l'ayons déja dit dans notre première Consultation, nous devons encore le répéter ici. Une femme peut avoir, pour toute autre cause qu'une grossesse, une suppression qui dure quatre, six, huit mois, & même au-delà. Elle peut, dans ces circonstances, devenir grosse, accoucher neuf

mois

mois après, & croire, contre toute raiſon, avoir porté ſon enfant dix-huit ou vingt mois : d'autant qu'une ſimple ſuppreſſion cauſe ſouvent des ſymptômes qui repréſentent ceux de la groſſeſſe, au point de faire illuſion aux perſonnes les plus expérimentées. Sages-femmes, Accoucheurs, Médecins, il n'y en a peut-être point, s'ils ont vieilli dans l'exercice de leur Art, à qui il ne ſoit quelquefois arrivé de s'y tromper. Combien de femmes dirigées par les perſonnes les plus éclairées, ont vécu, pendant huit à neuf mois, dans l'opinion d'être groſſes, qui, après avoir fait diſpoſer tout l'appareil de leur accouchement, ont trouvé la ſolution de l'énigme, dans le retour de l'évacüation qui avoit été ſuſpendüe ? Les fauſſes groſſeſſes ſont d'autant plus faites pour tromper, que, parmi les ſignes que tout le monde connoît, ſe rencontre auſſi celui qui ſemble annoncer la préſence d'un enfant, ſçavoir le mouvement & les ſecouſſes. Ces ſecouſſes ſont non-ſeulement ſenſibles à la femme réputée groſſe, mais encore aux perſonnes qui, pour les ſentir, appliquent leur main ſur ſon ventre. De tels faits ſuffiſent ſeuls pour donner l'explication de toutes ces groſſeſſes prolongées qu'on nous objecte, pourvu qu'on ne veuille pas ſe fermer les yeux de deſſein prémédité.

Que dirons-nous des femmes dont la cônduite eſt ſuſpecte, & qui (pouſſées par l'intérêt le plus vif qui puiſſe animer les actions humaines, nous voulons dire la crainte de perdre leur réputation) diſſimulent la date de leur groſſeſſe ? Pouvions-nous n'en point parler, & la ſortie indécente qu'ont fait ſur nous nos adverſaires, devoit-elle nous retenir ? A Dieu ne plaiſe que nous ſoyons aſſez lâches pour trahir ainſi l'intérêt de notre cauſe. Eſt-ce donc en vouloir, comme ils le prétendent, à la réputation de toutes les femmes, que de dire, comme nous avons fait, qu'il en eſt quelques-unes qui se trouvent dans le besoin de masquer leur conduite & d'en imposer? Nous regardent-ils comme assez dépourvus d'humanité pour ne pas plaindre celles qui, malgré les précautions les plus sages, ont été les victimes de la surprise ou de la séduction : & nous croient-ils incapables d'honorer, dans le grand nombre des autres, la sagesse & la vertu qui leur donnent des droits si justes, si solides & si étendus sur l'estime des hommes?

Nous nous flattons d'avoir, jusqu'ici, combattu avec avantage les autorités & les raisonnemens de nos Adversaires. Nous pensons avoir prouvé que le posthume, qu'ils s'obstinent à vouloir attribüer à Charles, n'est nullement admissible à la légitimité. Il est tems maintenant (non par nécessité, mais pour ne pas encourir le reproche d'avoir négligé même un moyen surabondant) d'en venir au point délicat dont l'un de nos Consultans adverses a été si effrayé, qu'il a pris des mesures pour s'autoriser à le passer sous silence, nous voulons dire la maladie de Charles. Si les deux autres l'ont touché, ce n'a été qu'avec la plus grande circonspection : ils l'ont regardé comme un de ces écueils dangereux, que l'on doit se contenter de côtoyer, sans jamais oser les aborder.

Rappellons donc que Charles, âgé de soixante-douze ans, épouse Renée qui n'en avoit que trente. Pendant les quatre années que dure leur union, il n'est pas question de grossesse. Charles, à soixante-seize ans, tombe malade d'une fièvre aigüe qui persévère, avec la même violence, jusqu'à la fin. Il débute par un abattement si grand, qu'il ne peut plus s'être à lui-même d'aucun usage pour les besoins les plus nécessaires, & qu'il est obligé de recevoir, de mains étrangères, les secours les plus humilians. La gangrène établie, dès le quatrième jour, à l'une de ses jambes, fait, à chaque instant, du progrès, jusqu'à ce qu'elle ait gagné le ventre. La reſpiration, dès le commencement, eſt tellement gênée, qu'il lui eſt abſolument impoſſible de ſe tenir autrement que ſur ſon ſéant, & de reſter couché, ſans riſquer d'être ſuffoqué, accident le plus déteſtable qui puiſſe accompagner une maladie aigüe. La gangrène répandoit, dans ſa chambre, une telle infection, que les perſonnes les plus aguèrries au mauvais air avoient beſoin de tout leur courage pour ne pas déſerter. C'eſt enfin après quarante jours d'un état ſi déplorable, que le malade ſuccombe ſous le poids des plus douloureuſes infirmités.

A quelle époque nos Adverſaires prétendent-ils donc rapporter la conception du poſthume? Eſt-ce avant la maladie, ou à ſa fin, qu'ils la placeront? Si c'eſt avant, il leur faut ajouter quarante jours aux trois cens vingt jours qui ſe ſont écoulés depuis la mort de Charles, juſqu'à la naiſſance de l'enfant; &, pour lors, la groſſeſſe de Renée ſera ſuppoſée d'un an entier, durée qui excèdera, de trois mois, celle qu'a fixé la nature, & de deux, celle qui eſt établie par les loix, & par tous les bons Auteurs de Médecine, ou de Juriſprudence médicinale.

Eſt-ce plutôt des derniers jours de la maladie qu'ils voudront la dater? Mais ceux-là même, qui n'ont pas la moindre connoiſſance en Médecine, n'auront pas de peine à en concevoir l'impoſſibilité. Suppoſons, beaucoup au-delà de ce qu'on peut ſuppoſer, que, malgré la glace de la vieilleſſe, jointe à la violence de la maladie, la puiſſance ne manquât point encore à Charles. Eſt-il concevable que l'exécution fût poſſible? Mais à quoi nous ſert (au mépris de la vraiſemblance, & même de la vérité) de faire cette ſuppoſition, puiſqu'auſſi voiſin du tombeau que l'étoit Charles, l'on ne peut pas même imaginer qu'il pût reſter des deſirs à ce malheureux octogénaire ? S'il en eût eu, s'il eût souhaité les éteindre, & que Renée y eût consenti, il faudroit supposer qu'elle étoit ou travaillée de la passion la plus furieuse & la plus effrènée, ou soumise à l'empire de la complaisance la plus imprudente, pour ne pas dire la plus barbare. Dérobons aux yeux du lecteur un si hideux tableau, qui blesse la raison, révolte la nature, & fait horreur à l'humanité.

Qu'opposent cependant nos Adversaires à ces insurmontables difficultés ? L'un se contente de nous dire, avec une froide assurance, *que des pulmoniques, même avancés en âge (quoiqu'après la mort on leur ait trouvé les deux lobes du poumon en suppuration, adhérens aux côtes, & même gangrénés), ont, peu de jours avant leur mort, laissé leurs femmes grosses* (a). Mais on ne nous dit point de qui elles sont restées grosses. Auroit-on voulu, plutôt que de demeurer sans réponse, tenter le succès d'une si misérable équivoque, au risque de perdre d'ailleurs toute confiance, à force de charger une fiction de cette espèce ?

Que replique notre autre Adversaire ? Il nous allègue plusieurs histoires, dont (sans qu'il le nomme) l'imbécille & fabuleux Schenkius fait encore les frais. *Caton engrossa, à l'âge de quatre-vingt ans, la fille de*

(a) M. Bertin ne peut avoir cité l'exemple des poumoniques que sur le fondement d'une idée populaire, suivant laquelle il est établi, que la phtisie augmente la passion qu'un homme peut avoir pour les femmes. La vérité est que les jeunes gens, & même les hommes faits, qui ont un penchant très-violent à l'amour, sont sujets à s'y livrer sans réserve, & que les excès, dans ce genre, les font devenir poumoniques. Cependant, à proportion que la maladie fait du progrès, les forces s'épuisent. Il peut bien rester des desirs à ces malades, mais, long-tems avant la mort, ils perdent totalement la faculté de les satisfaire. Il est donc clair qu'en cette occasion on a pris l'effet pour la cause, & la cause pour l'effet. Ainsi c'est la salacité rassasiée qui conduit à la phtisie, & non pas la phtisie qui donne la salacité. Au reste, c'est un abus que de penser qu'un poumonique qui a le poumon suppuré & gangrené, tel que le dépeint M. Bertin, puisse donner encore des marques de virilité.

ce qu'elle ait gagné le ventre. La respiration, dès le commencement, est tellement gênée, qu'il lui est absolument impossible de se tenir autrement que sur son séant, & de rester couché, sans risquer d'être suffoqué, accident le plus détestable qui puisse accompagner une maladie aigüe. La gangrène répandoit, dans sa chambre, une telle infection, que les personnes les plus aguèrries au mauvais air avoient besoin de tout leur courage pour ne pas déserter. C'est enfin après quarante jours d'un état si déplorable, que le malade succombe sous le poids des plus douloureuses infirmités.

A quelle époque nos Adversaires prétendent-ils donc rapporter la conception du posthume? Est-ce avant la maladie, ou à sa fin, qu'ils la placeront? Si c'est avant, il leur faut ajouter quarante jours aux trois cens vingt jours qui se sont écoulés depuis la mort de Charles, jusqu'à la naissance de l'enfant; &, pour lors, la grossesse de Renée sera supposée d'un an entier, durée qui excèdera, de trois mois, celle qu'a fixé la nature, & de deux, celle qui est établie par les loix, & par tous les bons Auteurs de Médecine, ou de Jurisprudence médicinale.

Est-ce plutôt des derniers jours de la maladie qu'ils voudront la dater? Mais ceux-là même, qui n'ont pas la moindre connoissance en Médecine, n'auront pas de peine à en concevoir l'impossibilité. Supposons, beaucoup au-delà de ce qu'on peut supposer, que, malgré la glace de la vieillesse, jointe à la violence de la maladie, la puissance ne manquât point encore à Charles. Est-il concevable que l'exécution fût possible? Mais à quoi nous sert (au mépris de la vraisemblance, & même de la vérité) de faire cette supposition, puisqu'aussi voisin du tombeau que l'étoit Charles, l'on ne peut pas même imaginer qu'il pût rester des desirs à ce malheureux octogénaire ? S'il en eût eu, s'il eût souhaité les éteindre, & que Renée y eût consenti, il faudroit supposer qu'elle étoit ou travaillée de la passion la plus effrènée, ou soumise à l'empire de la complaisance la plus barbare..... Hâtons-nous de cacher une si hideuse image, qui révolte la raison, la nature & l'humanité, & qui ne doit frapper l'œil du lecteur que comme fait l'objet illuminé d'un vif éclair, au milieu d'une nuit fort sombre.

Qu'opposent cependant nos Adversaires à ces insurmontables difficultés ? L'un se contente de nous dire, avec une froide assurance, *que des pulmoniques, même avancés en âge (quoiqu'après la mort on leur ait trouvé les deux lobes du poumon en suppuration, adhérens aux côtes, & même gangrènés), ont, peu de jours avant leur mort, laissé leurs femmes grosses* (*a*). Mais on ne nous dit point de qui. Auroit-on voulu, plutôt que de demeurer sans réponse, tenter le succès d'une si misérable équivoque, au risque de perdre d'ailleurs toute confiance, à force de charger une fiction de cette espèce ?

Que replique notre autre Adversaire ? Il nous allègue plusieurs histoires, dont (sans qu'il le nomme) l'imbécille & fabuleux Schenkius fait encore les frais. *Caton engrossa, à l'âge de quatre-vingts ans, la fille de*

(*a*) M. Bertin ne peut avoir cité l'exemple des poumoniques que sur le fondement d'une idée populaire, suivant laquelle il est établi, que la phtisie augmente la passion qu'un homme peut avoir pour les femmes. La vérité est que les jeunes gens, & même les hommes faits, qui ont un penchant très-violent à l'amour, sont sujets à s'y livrer sans réserve, & que les excès, dans ce genre, les font devenir poumoniques. Cependant, à proportion que la maladie fait du progrès, les forces s'épuisent. Il peut bien rester des desirs à ces malades, mais, long-tems avant la mort, ils perdent totalement la faculté de les satisfaire. Il est donc clair qu'en cette occasion on a pris l'effet pour la cause, & la cause pour l'effet. Ainsi c'est la salacité rassassiée qui conduit à la phtisie, & non pas la phtisie qui donne la salacité. Au reste, c'est un abus que de penser qu'un poumonique qui a le poumon suppuré & gangrené, tel que le dépeint M. Bertin, puisse donner encore des marques de virilité.

Tables, & qu'au contraire il n'a fait que l'adopter & la confirmer ; que Saint Louis a reſtreint la durée de la groſſeſſe à trente-neuf ſemaines, & qu'enfin il eſt prouvé, par l'Arrêt du Parlement de Normandie, & par celui de Paris, contre la veuve Marſille & ſon fils, que notre Juriſprudence rejette les poſthumes de onze & de douze mois.

Quant aux Médecins venus depuis Avicenne, la plus grande & la plus ſaine partie d'entre eux (comme nous l'avons fait voir) a toujours tenu ferme pour Hippocrate, contre les aveugles Sectateurs de Pline, d'Aulugelle, d'Avicenne, de Cardan & de Schenkius. Leur avis eſt clair, ferme, & très-ſouvent appuyé des plus ſolides raiſons. Les Auteurs de Juriſprudence Médicinale ſe réüniſſent ſur-tout en notre faveur.

Ajoutons que l'uniformité conſtante des Loix de la nature, qui a règlé, pour tout ce qui végète, & pour tout ce qui reſpire, le terme des reproductions, que tous les raiſonnemens fondés ſur l'obſervation & ſur les plus ſolides principes de la Médecine, viennent, pour nous, à l'appui des autorités, tant phyſiques que légales.

Nous avons prouvé que, ſelon les Auteurs les plus eſtimés, faute de connoître le moment de la conception, ou parceque les ſignes de la groſſeſſe ſont fort ſouvent équivoques, bien des femmes ſe font illuſion ſur la date de leurs groſſeſſes, & qu'enfin quelques-unes ont intérêt de la cacher; d'où il réſulte une impoſſibilité morale, de jamais prouver la réalité des naiſſances tardives.

La peinture exacte que nous avons faite de la triſte ſitüation où s'eſt trouvé Charles, pendant les quarante jours qui ont immédiatement précèdé ſa mort, eſt enfin un moyen ſurabondant qui étend la durée de la groſſeſſe de Renée à un entier an, ce qui lui ôte jusqu'à la plus légère couleur de vraisemblance.

Observons que tout ce que nous avons avancé, nous l'avons justifié par la représentation fidèle des textes. S'il s'y est trouvé quelquefois des choses qui ne nous fussent pas tout-à-fait avantageuses, nous nous sommes scrupuleusement gardés de les soustraire aux yeux du Lecteur.

Mais, au contraire, attribüer à des Auteurs un sentiment pour un autre, souvent le contraire de celui qu'ils ont eu, produire, des mêmes passages, ce qui semble être pour; & dissimuler ce qui est réellement contre, les tronquer, les altèrer de manière à les rendre méconnoissables, employer doublement enfin les mêmes autorités, & les déguiser sous des masques & des noms diffèrens, pour qu'elles fassent des impressions séparées, & qu'on n'en reconnoisse pas l'identité : ce sont autant de commodités dont nos Adversaires ne se sont refusé aucunes : aussi illicites que déplorables ressources de ceux qui entreprennent la défense d'une cause désespèrée.

La réünion de tant de raisons solides, & le concours de tant de circonstances favorables, ne nous permettent pas de rien changer au premier jugement que nous avons porté. Nous sommes plus que jamais convaincus qu'il est absolument impossible que l'enfant de Renée puisse être censé légitime.

Délibèré à Paris le 12 Juin 1765.

BOUVART, Docteur-Régent de la Faculté de Médecine en l'Université de Paris, ancien Professeur des Ecoles, de l'Académie Royale des Sciences, Ancien Lecteur & Professeur Royal, & Ancien Médecin de l'Hôpital de la Charité.

NOUS

Nous soussignés, tous Docteurs-Régens de la Faculté de Médecine en l'Université de Paris, requis par les héritiers de Charles, à l'effet de donner notre décision sur la Question proposée au commencement de la Consultation ci-jointe, faite par Me Bouvart notre Confrère, & intitulée : *Consultation sur une Naissance tardive, pour servir de réponse*, 1°. *à deux Ecrits de M. le Bas, Chirurgien de Paris, &c.*, imprimée, avec approbation, chez Jean-Thomas Herissant, 1765, laquelle contient 128 pages, & commence par ces mots : *La question consiste à sçavoir si Charles, &c.*, estimons que les principes que ledit Me Bouvart a employés en général, pour combattre la légitimité des Naissances prétendües tardives, sont les seuls & vrais principes admissibles dans cette matière, puisqu'ils sont fondés sur les Loix invariables de la Nature, sur les observations constantes des Médecins les plus estimés de tous les siècles, sur la doctrine des Auteurs de Jurisprudence Médicinale, & conformes à ce qui a été établi par les Loix Romaines, & à ce qui a été suivi par nos Tribunaux dans leurs Jugemens. Estimons en outre que l'application qu'il en a fait à l'espèce énoncée dans ladite Consultation, prouve évidemment que le posthume, fils de Renée, ne peut être admis à la légitimité, même en le considérant comme né dix mois vingt jours seulement après la mort de Charles, & moins encore en comptant la maladie de ce vieillard, qui, ayant duré quarante jours, porte nécessairement la durée de la grossesse de Renée à un an entier, ce que nous regardons comme absolument impossible. Fait à Paris le 14 Juin 1765.

G. J. de l'Epine, ancien Professeur & ancien Doyen de la Faculté de Médecine de Paris.

Boyer, Médecin du Roi, ancien Doyen de la Faculté de Médecine de Paris.

BARON, ancien Doyen de la Faculté de Médecine de Paris.

MURRY, ancien Professeur.

BARON le jeune, ancien Professeur de matière Médicale & de Pharmacie, membre de l'Académie Royale des Sciences.

VERDELHAN DES MOLES, Médecin de Son Altesse Sérénissime Monseigneur le Prince de Condé, Professeur de Pharmacie, Médecin de l'Hopital de la Charité.

BELLOT, Lecteur & Professeur Royal, ancien Professeur des Ecoles.

BORIE, ancien Professeur.

MACMAHON, ancien Médecin des Armées & Hopitaux Militaires, ancien Professeur des Ecoles, Médecin de l'Ecole Royale Militaire.

SOLIER, Professeur des Ecoles.

MONTABOURG, Professeur des Ecoles désigné.

POST SCRIPTUM.

L'ON a vu, à la page 41, que nous avons cité M. Lieutaud comme admettant, dans son Précis de la Médecine, les grossesses de dix, douze, & même de seize mois. Mais il vient de donner un nouvel ouvrage (ou, si l'on veut, le même, avec des additions & des changemens) qui porte pour titre : *Synopsis universæ praxeos Medicæ*, Amst. 1765. Dans cette édition l'Auteur, *part.* 1, *pag.* 458, abandonne sa première opinion, & dit : *Tout le monde sçait que la nature a marqué la naissance de l'enfant parfait vers la fin du neuvième mois : cependant on trouve des parts de sept & de huit mois. A l'égard de ceux de dix, de douze & de seize mois, les Auteurs en font mention. C'est une chose dont je laisse le jugement à leur disposition.* M. Lieutaud ayant changé d'avis, il n'étoit pas juste de le faire penſer comme il ne penſe plus aujourd'hui. Nous n'avons connu, ni pu nous procurer ſa nouvelle édition, que depuis que notre ouvrage eſt imprimé.

NOUS AVONS rapporté, *pag.* 57, 58 & 59, l'hiſtoire de Pequigna, & nous avons combattu les faits qu'elle contient, par les circonſtances même dont ils ſont accompagnés.

On a vu que la première groſſeſſe de cette femme étoit ſuppoſée de trois ans, ou, ſi l'on veut, de trente-cinq mois; que, le 28 Février 1753, on la diſoit dans le vingt-troiſième mois de ſa ſeconde groſſeſſe, & qu'au 29 Novembre 1756 cet état continiioit; ce qui ſuppoſoit alors une groſſeſſe de cinq ans. Le ſurplus de cette hiſtoire ne s'eſt pas perdu, comme nous l'avons dit. Au moment où notre Conſultation finit d'être imprimée, il s'eſt retrouvé. On nous a communiqué un recueil de pièces fort inſtructives ſur cette ſingulière aventure. Elles conſiſtent dans une copie exacte du Mémoire qui fut adreſſé à M. Baron par M. Térède, que ce dernier a certifié exactement conforme à l'original, en date du 6 Mai 1765. La ſeconde pièce eſt une déclaration de Pequigna le mari, ſignée de lui, & la troiſième une autre déclaration de ſa femme, où elle rend un compte exact de ce qui lui eſt arrivé. Ces deux dernières ſont auſſi datées du 6 Mai 1765.

On a l'obligation de ce recueil à M. Méhée, Lieutenant de M. le Premier Chirurgien du Roi, Chirurgien de l'Hôtel-Dieu de Meaux, Accoucheur de la même Ville, & ancien Chirurgien-Major dans les Armées de Sa Majeſté. Il a joint à ces pièces un Mémoire de lui, qui contient des réflèxions très-ſenſées, & qui ſuppoſent des connoiſſances étendües & exactes ſur la matière qui en fait l'objet.

Nous ne rapporterons pas tout ce que contiennent les pièces que nous annonçons; & nous penſons qu'il suffit d'en présenter quelques morceaux qui prouvent invinciblement que les deux grossesses de Pequigna étoient illusoires.

Commençons par disculper M. Winslow ; qui, suivant la déclaration du nommé Pequigna, n'assura point la grossesse d'une manière aussi précise qu'on le lui a fait faire. La déclaration porte : *Il assura qu'elle étoit grosse ; mais que ne pouvant pas croire qu'une femme puisse porter seize mois, il y avoit lieu de s'imaginer qu'elle avoit conçu d'abord un faux germe, & que celui-ci n'empêchant jamais une véritable conception, elle avoit sans doute fait un enfant depuis.* M. Murry notre respectable Confrère nous a, de plus, assuré avoir souvent entendu dire à M. Winslow, même avant que Pequigna fût accouchée, qu'il ne la croyoit point grosse, &, depuis qu'elle fut accouchée, qu'il ne pensoit pas que sa grossesse eût duré plus que le tems ordinaire.

D'ailleurs, *de tous les Chirurgiens & Médecins du canton*, dit le mari Pequigna, *je ne trouvois que le seul M. Térède qui m'assurât qu'elle étoit véritablement grosse.*

M. Térède rapporte que la femme Pequigna étant réputée à son dix-septième mois de grossesse, elle lui dit qu'elle sentoit du mouvement vers le cartilage xyphoïde ; qu'il y porta la main, ainsi que sur tout le bas-ventre : *mais je ne sentis rien*, dit-il, *sinon un ventre tendu comme un tambour ; enfin je me désistai de ma première croyance....*, c'est-à-dire, de l'opinion qu'il avoit de la grossesse.

M. Térède, dans un autre endroit, dit, qu'au mois de Septembre 1748, *il parut quelques gouttes de lait au sein gauche, un lait roux & épais, & que, vers la fin du même mois, il en parut au sein droit, mais moins roux & moins épais.* Mais la femme Pequigna qualifie ce lait prétendu *d'une goutte seu-*

lement d'une liqueur èpaisse & roussâtre qui restoit au bout du mammelon.

Jusqu'ici le sentiment de M. Winslow, d'une autre part, l'assurance de M. Térède, seul de son avis sur la réalité de la grossesse, puis sa rétractation qui vient ensuite, enfin la contradiction qu'il éprouve de la part de la femme Pequigna sur le lait qui avoit coulé de son sein: tout cela doit beaucoup ébranler la foi de ceux qui seroient tentés de croire à la merveille; mais le fait suivant achève de la faire disparoître.

M. Térède dit bien, dans son exposé, qu'au neuvième mois de la prétendüe grossesse Pequigna rendit *ses eaux, qui pouvoient aller à quatre livres*, c'est-à-dire, deux pintes. Pequigna dit la même chose, mais ajoute une circonstance très-intéressante, dont M. Térède ne fait nulle mention, & qui fait cependant la solution de l'énigme. *Après cette évacüation*, dit-elle, *mon ventre, qui étoit fort gros, est devenu alors extrêmement plat.* Il est très-clair que Pequigna, réputée grosse jusque là, dut cesser de l'être, puisque son ventre devint *extrêmement plat.* Il est clair que le volume de l'eau seule, soit qu'elle fût dans la matrice même, soit que ce fût une hydatide, donnoit au ventre le volume qu'il avoit, & joüoit la grossesse. Si cette grossesse eut été réelle, l'enfant n'eut pas pu rester après l'éruption des eaux, & l'accouchement devoit infailliblement s'ensuivre, ou la mère périr faute de pouvoir accoucher; ou bien enfin l'enfant se putréfier, & sortir de manière ou d'autre, par l'effet de cette putréfaction, comme dans les cas que nous avons rapportés. Il est donc bien avéré que la première grossesse étoit, pour la durée qu'on lui avoit donnée, une vraie chimère.

Quant à la seconde, écoutons Pequigna elle-même. *Mes règles m'ont quittée*, dit-elle, *environ ſix mois après ma couche, & je ne les ai pas eües depuis. J'avois alors quarante-deux ans. L'embonpoint que j'ai pris, depuis ce tems-là, l'augmentation de mon corps, la ceſſation de mes règles, avoient fait préſumer une ſeconde groſſeſſe, dans laquelle j'ai long-tems cru ſentir les mouvemens d'un enfant; mais il eſt certain que ce n'eſt que beaucoup d'embonpoint & de graiſſe.* Cet exemple eſt bien fait pour apprendre à ne pas croire légèrement tout ce que débitent certains Auteurs ſur pareilles matières.

LA DERNIERE Obſervation qui nous reſte à faire roule ſur la concluſion de la Conſultation de M. Petit, laquelle eſt conçüe en ces termes. *Nous ſouſſignés ſommes d'avis que non-ſeulement il eſt très-poſſible que le terme de l'accouchement ſoit retardé juſqu'au onzième & douzième mois, & même par-delà, mais encore qu'il eſt invinciblement démontré que la choſe eſt pluſieurs fois arrivée.*

L'un des Docteurs, qui ont ſouſcrit l'ouvrage, non moins eſtimable par ſon ſçavoir que par ſa probité, M. Bourdelin, nous a témoigné ſa ſurpriſe en voyant ſa ſignature au bas de la Concluſion que nous venons de citer, d'autant qu'il n'a jamais eu deſſein d'atteſter autre choſe que *la poſſibilité des longues groſſeſſes*, mais non pas *leur réalité*, ni, à plus forte raiſon, *que la choſe eſt invinciblement démontrée, & pluſieurs fois arrivée*. M. Bourdelin n'a pas marqué moins d'étonnement de voir que la Conſultation imprimée s'eſt trouvée au moins double du manuſcrit qu'il avoit ſigné, & contient beaucoup de choſes qui n'étoient point dans ce manuſcrit. Il ne les eût jamais ſouſcrites, s'il en eût eu connoiſſance. Nous n'avançons ces faits que de ſon exprès conſentement.

BOUVART.

www.ingramcontent.com/pod-product-compliance
Ingram Content Group UK Ltd.
Pitfield, Milton Keynes, MK11 3LW, UK
UKHW020916180726
13838UKWH00002B/572